Michel
Montignac
EXPERT EN AMAIGRISSEMENT

LES INDEX GLYCÉMIQUES

EDITIONS
Alpen
Alpen Éditions
9, avenue Albert II
98000 Monaco

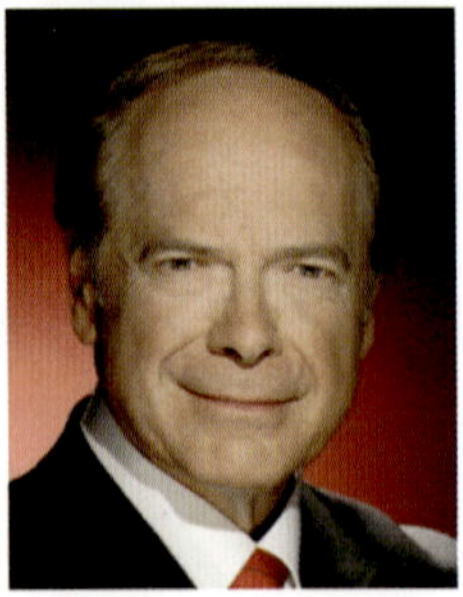

Michel Montignac est le premier au monde à avoir en 1986 introduit l'index glycémique dans l'amaigrissement.

Il demeure aujourd'hui l'un des meilleurs experts dans l'application de ce concept pour prévenir et réduire la surcharge pondérale et l'obésité.

Du même auteur :

- *Maigrir à l'aide des compléments alimentaires,* Alpen Éditions, Monaco
- *Entrées minceur,* Alpen Éditions, Monaco
- *Poissons et crustacés minceur,* Alpen Éditions, Monaco
- *Viandes et volailles minceur,* Alpen Éditions, Monaco
- *Desserts minceur,* Alpen Éditions, Monaco

9, avenue Albert II
MC - 98000 MONACO
Tél. : *00377 97 77 62 10*
Fax : *00377 97 77 62 11*

Direction : *Christophe Didierlaurent*
Suivi éditorial : *Fabienne Desmarets*
Mise en page et infographie :
Stéphane Falaschi

Dépôt légal : *2010*
ISBN13 : 978-2-916784-53-3

Imprimé en France
Imprimerie Baud,
Dépôt légal n°586 : 2010
Saint-Laurent-du-Var

imprimé sur du papier issu
de forêts gérées durablement

Michel
Montignac
EXPERT EN AMAIGRISSEMENT

LES INDEX GLYCÉMIQUES

TABLE DES MATIÈRES

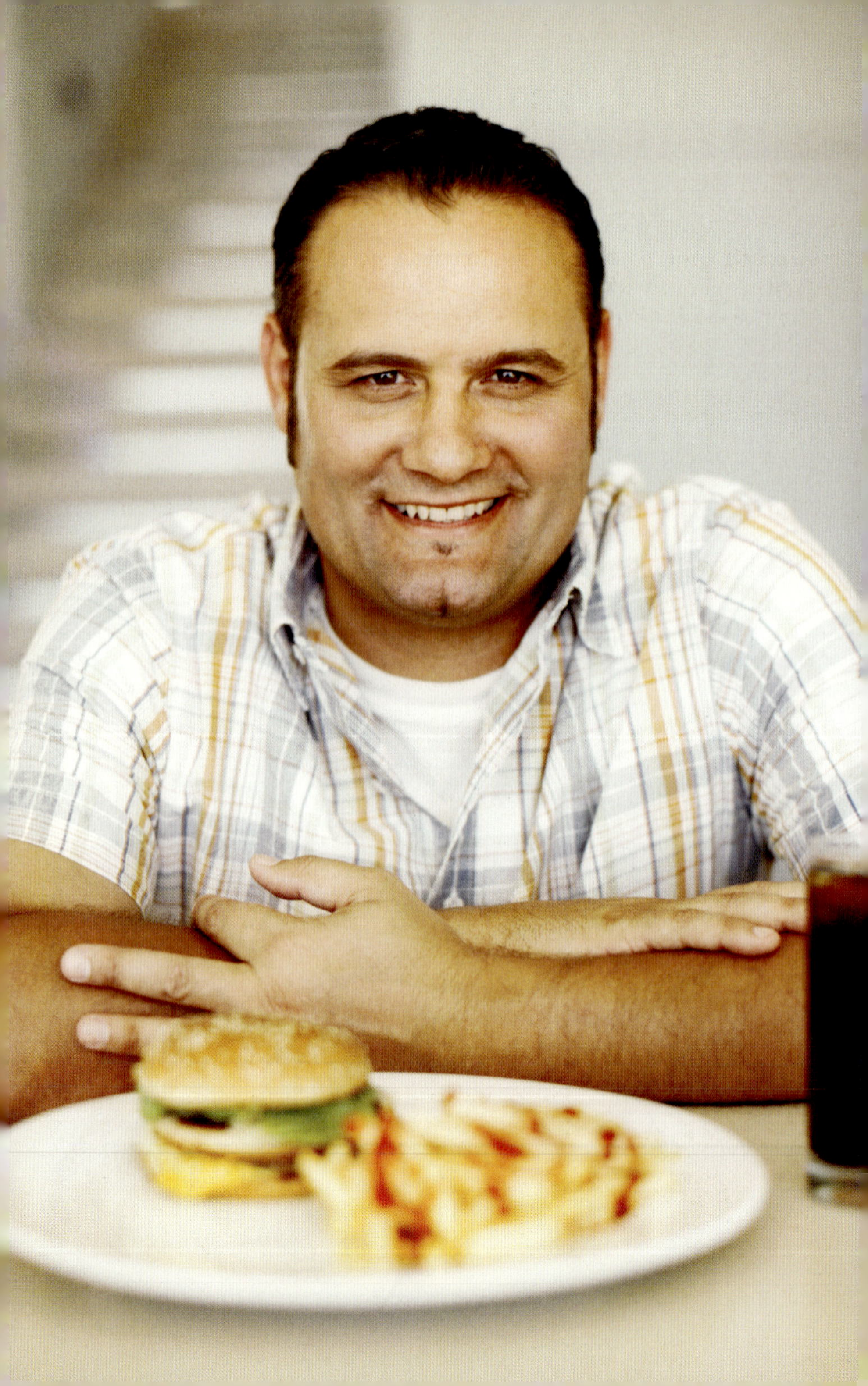

Introduction

La prévalence de l'obésité a considérablement augmenté depuis un siècle comme on le voit sur les courbes ci-dessous, au point que l'Organisation Mondiale de la Santé (OMS) a dénoncé en 1997 une véritable épidémie.

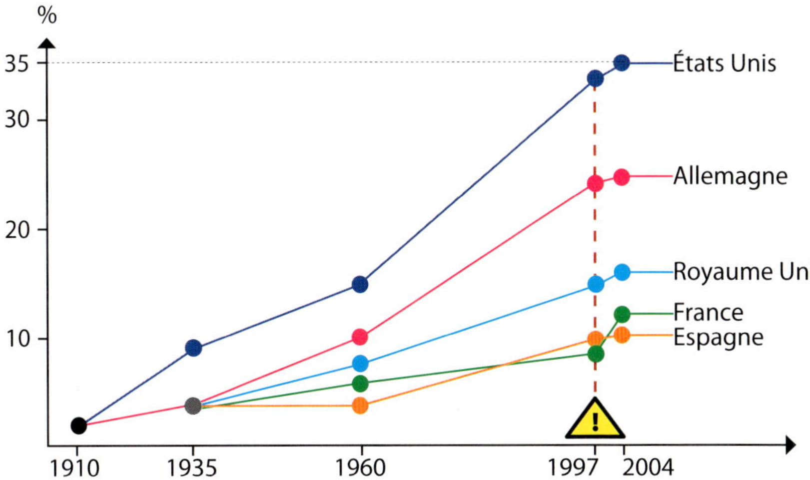

Progression de l'obésité au cours du XXe siècle

AVERTISSEMENT

Les informations contenues dans ce livre ne peuvent pas remplacer un avis autorisé. Avant toute automédication, consultez un médecin ou un pharmacien qualifié.

Il faut cependant savoir que depuis un peu plus de 50 ans, la solution qui a été officiellement proposée pour juguler le phénomène de la prise de poids excessive était fondée sur une hypothèse qui consistait à prétendre que « si l'on est trop gros, c'est parce que l'on mange trop et que l'on ne fait pas assez d'exercices ».

La recommandation qui en découlait a donc été « qu'il faut manger moins en termes de calories, et notamment moins de graisse, lesquelles en contiennent beaucoup, et qu'il faut de surcroît faire beaucoup plus d'exercices ».

Les régimes prescrits par les praticiens officiels étaient donc de nature hypocaloriques ; ils le sont restés encore aujourd'hui pour la plupart.
Les nutritionnistes les plus connus, que ce soit en France ou à l'étranger, proposent en effet toujours à ceux qui souffrent de surcharge pondérale des programmes de famine, à 1 200 calories par jour, dans lesquels les graisses sont évidemment exclues.

Il faut cependant reconnaître que ces recommandations diététiques, souvent pratiquées à grande échelle comme aux États-Unis, n'ont absolument pas réussi à infléchir la courbe d'obésité dont la prévalence n'a cessé d'augmenter depuis 50 ans, non seulement dans tous les pays occidentaux, mais aussi dans la plupart des pays émergents et notamment dans les pays de l'Est, au Moyen Orient et même en Asie.

C'est pourquoi, depuis 1960, de nombreuses études épidémiologiques ont été entreprises dans plusieurs pays occidentaux, afin de mettre en évidence des corrélations entre la prévalence de l'obésité dans les sociétés évoluées et certains facteurs de l'environnement. Les résultats de ces études étaient tellement inattendus et surprenants qu'on les a qualifiés de « **paradoxe nutritionnel** ».

Selon ces études épidémiologiques, la consommation calorique quotidienne moyenne dans les pays occidentaux

aurait diminué de 35 % environ au cours des 50 dernières années.
Or, pendant la même période, l'obésité a augmenté de plus de 400 % aux États-Unis et de plus de 300 % en Europe.

Les tableaux ci-dessous montrent par exemple que dans un pays comme la France la situation est particulièrement significative.

	1935	1960	2003
HOMMES	3 100	2 800	2 196
FEMMES	2 500	2 300	1 570

Évolution de la consommation quotidienne de calories des Français entre 1935 et 2003

↘ depuis 1935	↘ depuis 1960
41 %	27,5 %
59 %	46 %
↘ 50 %	↘ 36 %

Évolution de la consommation de calories en France entre 1935 et 2003 toutes populations confondues

Selon différentes études (Obépi 2003, Suvimax 2003), la consommation calorique quotidienne des Français a diminué entre 1960 et 2003 de :

- 27,5 % pour les hommes ;

- 46 % pour les femmes ;

soit une diminution moyenne de **36 %** pour l'ensemble de la population française.

Or, comme précisé plus haut, l'obésité en France pendant la même période a paradoxalement été multipliée par trois.

Nous remarquons par ailleurs, toujours dans le même tableau, que la diminution des apports caloriques des Français a même été de 50 % depuis 1935.

Cela voudrait donc dire que nous mangeons aujourd'hui deux fois moins que ne le faisaient nos grands-parents dans la première moitié du XXe siècle. On n'a d'ailleurs pas de mal à s'en convaincre quand on retrouve les menus de baptêmes, communions, mariages et autres banquets de l'époque !

Il est intéressant de remarquer sur le tableau ci-contre que, selon la dernière enquête Suvimax en 2003, les Français mangeraient en moyenne 20 % de moins que les recommandations officielles des nutritionnistes. Et pourtant, ils n'arrêtent pas de grossir !

	Recommandations officielles 1980 (kcal/j)	Réalité 2003 SUVIMAX	Écarts
HOMMES	2 500	2 196	-14 %
FEMMES	2 000	1 570	-27 %
		Moyenne :	-20 %

Écarts des apports caloriques quotidiens des Français par rapport aux recommandations officielles

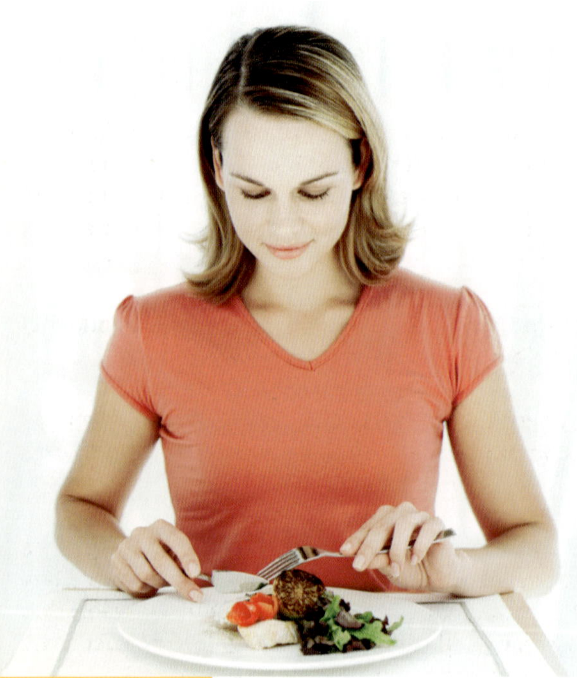

L'enquête Suvimax effectuée au cours de la période 1995-2003 sur 13 000 Français représentatifs nous montre par ailleurs que :

- la consommation de graisse des Français a diminué ;
- la consommation de glucides a augmenté ;
- la consommation de protéines est restée la même ;
- le temps passé à la pratique du sport a augmenté.

En conclusion, l'étude montre que les apports énergétiques des Français sur la période (8 ans) ont diminué de 6 % et que, paradoxalement, l'obésité a augmenté de 31 % dans le même laps de temps.

D'autres études statistiques montrent par ailleurs que le temps consacré à la pratique du sport en France a doublé depuis 40 ans. Dans les pays anglo-saxons, où la prévalence de l'obésité est pourtant nettement plus forte qu'en France, le temps consacré à la pratique du sport a augmenté dans des proportions encore beaucoup plus importantes.

Le résultat de ces études épidémiologiques met en

évidence d'autres paradoxes. Ce sont par exemple dans les catégories socioprofessionnelles qui pratiquent le plus d'exercice physique dans l'accomplissement de leur métier que l'on trouve le plus de personnes obèses. C'est le cas des paysans, des artisans ou encore des femmes de ménage.

Inversement, ce sont chez les sédentaires (manager notamment) qu'il y a le moins d'obèses et le plus de gens minces.

Autre paradoxe : c'est dans les pays où la consommation de graisse est globalement la plus faible (inférieure aux recommandations officielles) que l'obésité est la plus forte.

En Afrique du Sud par exemple, la consommation de graisse représente en moyenne 22 % des apports caloriques journaliers (au lieu des 30 % recommandés par les nutritionnistes) alors que l'indice de masse corporelle (IMC), qui mesure la prévalence de l'obésité, est de 59 par rapport à une norme idéale de 25.

Même chose pour l'Arabie saoudite où la consommation de graisse est de 24 % alors que l'IMC est de 49.

Paradoxalement, les Crétois – qui consomment 45 % de graisses par rapport aux 30 % recommandés – ont un indice de masse corporelle de 24, inférieur même à l'idéal de corpulence de 25.

En conséquence, nous constatons à travers ces études scientifiques que, contrairement à ce que l'on a cru pendant longtemps, il n'y a pas de corrélation entre la corpulence d'une population et le niveau de ses apports caloriques. Et il n'y a pas non plus pas de corrélation avec le niveau de sa dépense physique.

Donc il convient de conclure que nous nous sommes trompés

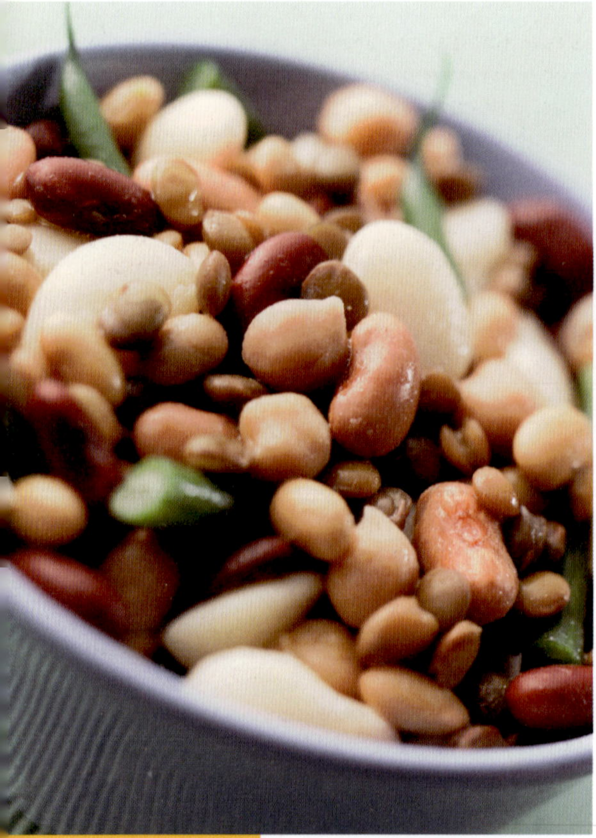

en pensant que le facteur énergétique était déterminant dans la prise de poids.

Il ne s'agit pas évidemment de nier totalement l'effet calorique de notre alimentation, mais plutôt d'admettre que ce facteur est très secondaire dans la prise de poids. D'ailleurs, le professeur Creff l'avait bien montré dans ses statistiques relevées sur des milliers de patients obèses, en admettant que seulement 15 % des obèses étaient des mangeurs excessifs.

Aujourd'hui, nous savons désormais, grâce à l'étude de la physiologie digestive et de ses effets métaboliques, que d'autres facteurs, plus complexes, sont en jeu dans la constitution de la prise de poids et *a fortiori* de l'obésité.

Nous savons notamment que l'absorption intestinale module la biodisponibilité des nutriments. Mais nous savons aussi que l'énergie du repas (en termes de calories) est soit brûlée, soit stockée sous forme de graisses de réserves, en fonction des processus métaboliques induits par la **nature** de l'aliment.

En fait, le processus métabolique qui va orienter l'énergie du repas plutôt vers le stockage que vers le brûlage (*et vice versa*) dépend en fait de la « **nature** » des aliments consommés.
Or la « **nature** » des aliments dépend d'un certain nombre de facteurs :

- leur structure physique et chimique (par exemple le type d'amidon pour un glucide, le type d'acide gras pour un lipide, le type de protéine) ;

- leur contenu éventuel en fibre et le type de fibre, soluble ou non ;

- leur contenu en protéines et l'origine de ces protéines ;

- leur traitement physique (s'ils sont crus ou cuits et dans ce cas quelle a été la température de cuisson).

Cela veut dire que pour deux aliments identiques (par exemple deux glucides complexes tels que **pommes de terre** d'un côté et **lentilles** de l'autre, et ce, dans des proportions caloriques identiques), le taux d'absorption peut être complètement différent et ainsi déclencher des réactions métaboliques divergentes conduisant soit au brûlage de l'énergie du repas, soit au stockage en graisses de réserve, d'où la prise de poids.

Mais pour bien comprendre comment les différents scénarios métaboliques peuvent conduire soit à la prise de poids, soit à l'amaigrissement, il est indispensable de découvrir deux notions métaboliques essentielles : la glycémie d'une part et la sécrétion d'insuline de l'autre.

La glycémie

La glycémie, c'est la quantité de sucre (de glucose, en réalité) contenue dans le sang.

Après la nuit, le matin, le niveau de la glycémie est d'environ 1 g par litre de sang.

Dès que nous mangeons un glucide (au petit déjeuner par exemple), celui-ci est transformé en glucose au cours de la digestion. Ce glucose supplémentaire apparaît alors dans le sang en augmentant la glycémie jusqu'à atteindre un pic.

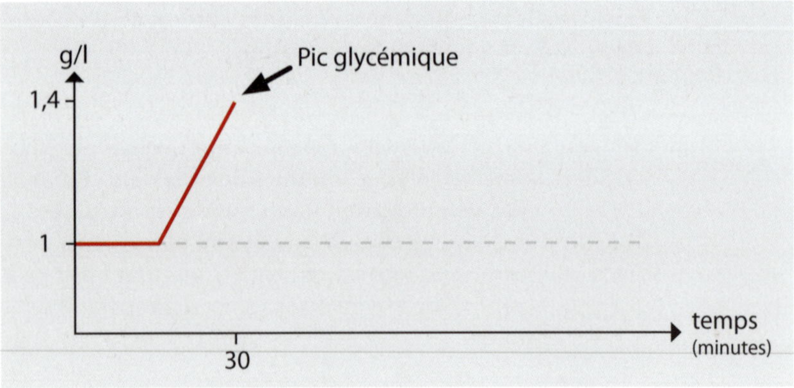

Atteinte du pic glycémique après consommation d'un glucide

La sécrétion d'insuline

Le pancréas sécrète une hormone, l'insuline, afin de chasser le glucose du sang pour le stocker dans les tissus musculaires et le foie (glycogène).

C'est la réponse insulinique au pic de glycémie.
Cela à pour effet de faire descendre la courbe de glycémie pour la ramener théoriquement à son niveau de croisière.

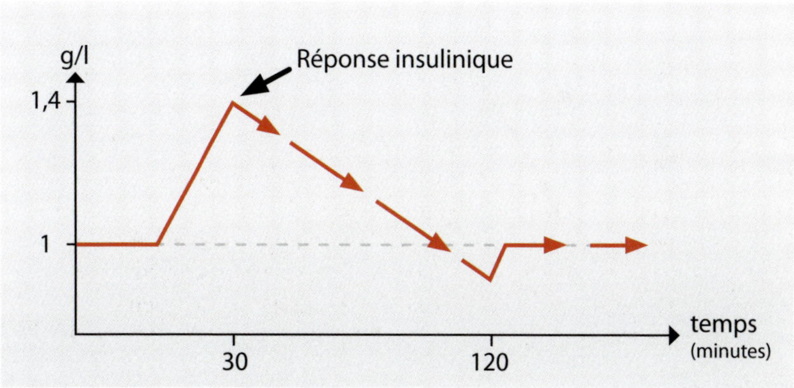

Réponse insulinique

Effet de la réponse insulinique selon que le sujet est mince ou en surcharge pondérale

Il y a en effet deux cas de figure possible.

- Chez une personne mince, la quantité d'insuline sécrétée est exactement proportionnelle à l'importance de la glycémie. Le pancréas va donc très précisément secréter la dose d'insuline nécessaire pour faire baisser la glycémie. Quand la courbe de glycémie est revenue à son niveau de croisière, il n'y a plus d'insuline.

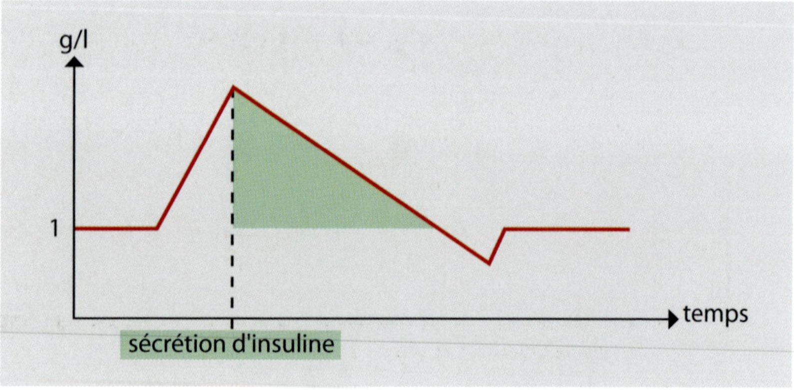

Chez une personne mince, la réponse insulinique est proportionelle à la glycémie

• Chez une personne en surcharge pondérale, la quantité d'insuline sécrétée sera disproportionnée par rapport aux besoins pour faire baisser la glycémie.
En fin de processus, quand la courbe de glycémie est retombée, on se retrouvera donc avec une **quantité résiduelle d'insuline** que l'on appelle **l'hyperinsulinisme**.

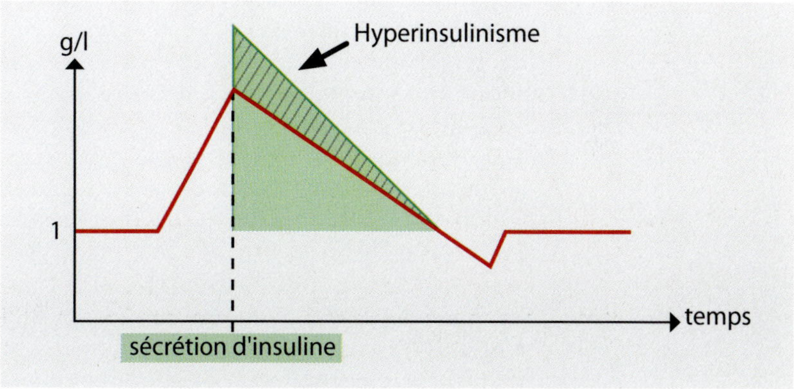

Chez une personne en surcharge pondérale, la réponse insulinique est disproportionnée. Il y a donc un résiduel d'insuline, c'est l'hyperinsulinisme

L'hyperinsulinisme, cause fonctionnelle de la prise de poids

Ainsi, lorsque la sécrétion d'insuline est normale, l'essentiel de l'énergie du repas est brûlé du fait de la mise en œuvre des processus suivants :

- **la lipogenèse** (processus de stockage des graisses) est inhibée ;
- **la lipolyse** (utilisation des graisses de réserve) est stimulée par l'activation d'une enzyme spéciale, **la triglycéride lipase**.

Inversement, lorsque la sécrétion d'insuline est disproportionnée (insuline résiduelle), une partie de l'énergie du repas est stockée en graisse de réserve, du fait des processus suivants :

- **la lipogenèse** est stimulée par l'activation d'une autre enzyme, **la lipoprotéine lipase**, par l'insuline ;
- **la lipolyse** est inhibée.

En d'autres termes, on peut dire que s'il y a un résiduel d'insuline à la fin de la digestion du repas, il y a un risque de prise de poids.

C'est pourquoi on peut affirmer que l'hyperinsulinisme est la cause fonctionnelle de la prise de poids et que tous ceux qui ont un problème de poids sont plus ou moins hyperinsuliniques à des degrés variables.

C'est ainsi que nous découvrirons que pour amorcer l'amaigrissement, il convient de mettre en œuvre la diminution de la réponse insulinique par une réduction de la glycémie.

Deux glucides comparables peuvent entraîner des glycémies différentes

Pour mieux comprendre ces phénomènes, nous pouvons conduire la petite expérience suivante.
Examinons les effets métaboliques relatifs à la consommation de deux aliments comparables, **pommes de terre** d'un côté et **lentilles** de l'autre.
Ces deux aliments sont en effet comparables parce qu'ils appartiennent à la même catégorie alimentaire, les glucides, et que de surcroît ce sont des amidons considérés de ce fait comme des glucides complexes. Mais pour que la comparaison soit significative, il convient que les deux portions aient la même valeur calorique, par exemple 400 kcal.

Après avoir consommé la portion de pommes de terre, nous remarquons que 80 % environ de l'amidon qu'elles contiennent a été transformé en glucose par les amylases digestives, lequel glucose, après avoir traversé la barrière intestinale, se manifeste par une **forte** élévation de **la glycémie**.

Au contraire, après avoir consommé la même portion calorique de lentilles, nous constatons qu'environ 20 % seulement de l'amidon qu'elles contenaient est transformé en glucose par les enzymes digestives, ce qui se traduit par une très **faible glycémie**.

La question légitime que l'on peut se poser, c'est effectivement de se demander pourquoi la consommation de pommes de terre entraîne une forte glycémie, alors que la consommation de la même portion calorique de lentilles entraîne au contraire une glycémie beaucoup plus faible, quatre fois moins importante.

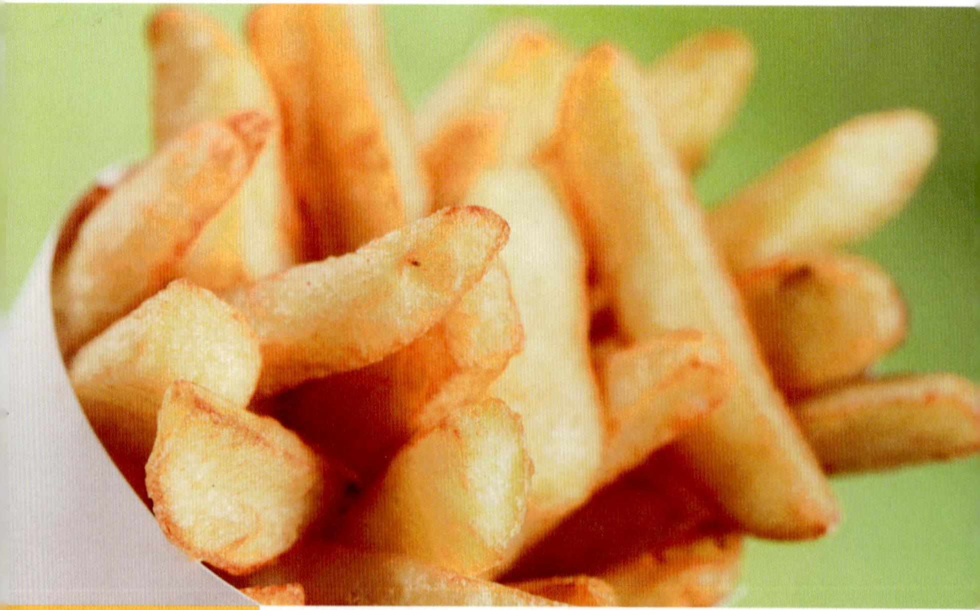

Ce qui fait la différence en termes glycémiques, c'est en fait **la nature de leur amidon** respectif. L'amidon de la pomme de terre est **tendre**, composé essentiellement d'amylopectine, laquelle est facilement transformée en glucose par les amylases digestives. L'amidon des lentilles est au contraire **résistant**, car composé majoritairement d'amylose peu facilement transformable en glucose par les enzymes digestives.

Effets métaboliques induits

Voyons maintenant quelles sont, dans chaque cas de figure, les conséquences de ces glycémies différentes. Il s'agit en quelque sorte d'en évaluer les effets métaboliques induits.

Avec les pommes de terre, la glycémie étant élevée, elle entraîne une forte réponse insulinique, donc une activation de la lipogenèse (et une inhibition de la lipolyse) avec pour conséquence un risque de stockage des graisses au détriment de leur brûlage.
Mais il y a d'autres effets secondaires. Il y a en effet un risque d'hypoglycémie réactionnelle, car plus l'insuline postprandiale est élevée, plus la baisse de la glycémie risque d'être importante, au point de se retrouver au-dessous de la norme (1 g/l).

Et cela se traduit par des symptômes particuliers :
- une sensation de fatigue, c'est le fameux « coup de pompe » de l'après repas ;
- et, surtout, une sensation de faim qui se traduit par un fort désir de grignoter.

Avec les lentilles, nous avons vu que l'incidence glycémique était faible. L'effet métabolique induit sera donc différent. On remarquera en effet une faible réponse insulinique, laquelle se traduira par une inhibition de la lipogenèse et une activation de la lipolyse.
Il n'y aura donc aucun risque de stockage, l'énergie du repas étant alors orientée vers le brûlage.

Et au niveau des effets secondaires ?

Du fait de la faible glycémie, il n'y aura aucun risque d'hypoglycémie réactionnelle, ce qui se traduit par une absence de fatigue notoire, une forte sensation de satiété et donc aucun besoin de grignotage.

Nous pouvons ainsi en conclure que deux glucides comparables peuvent avoir des réactions métaboliques différentes, voire opposées. Et c'est précisément ce que l'index glycémique va pouvoir mesurer.

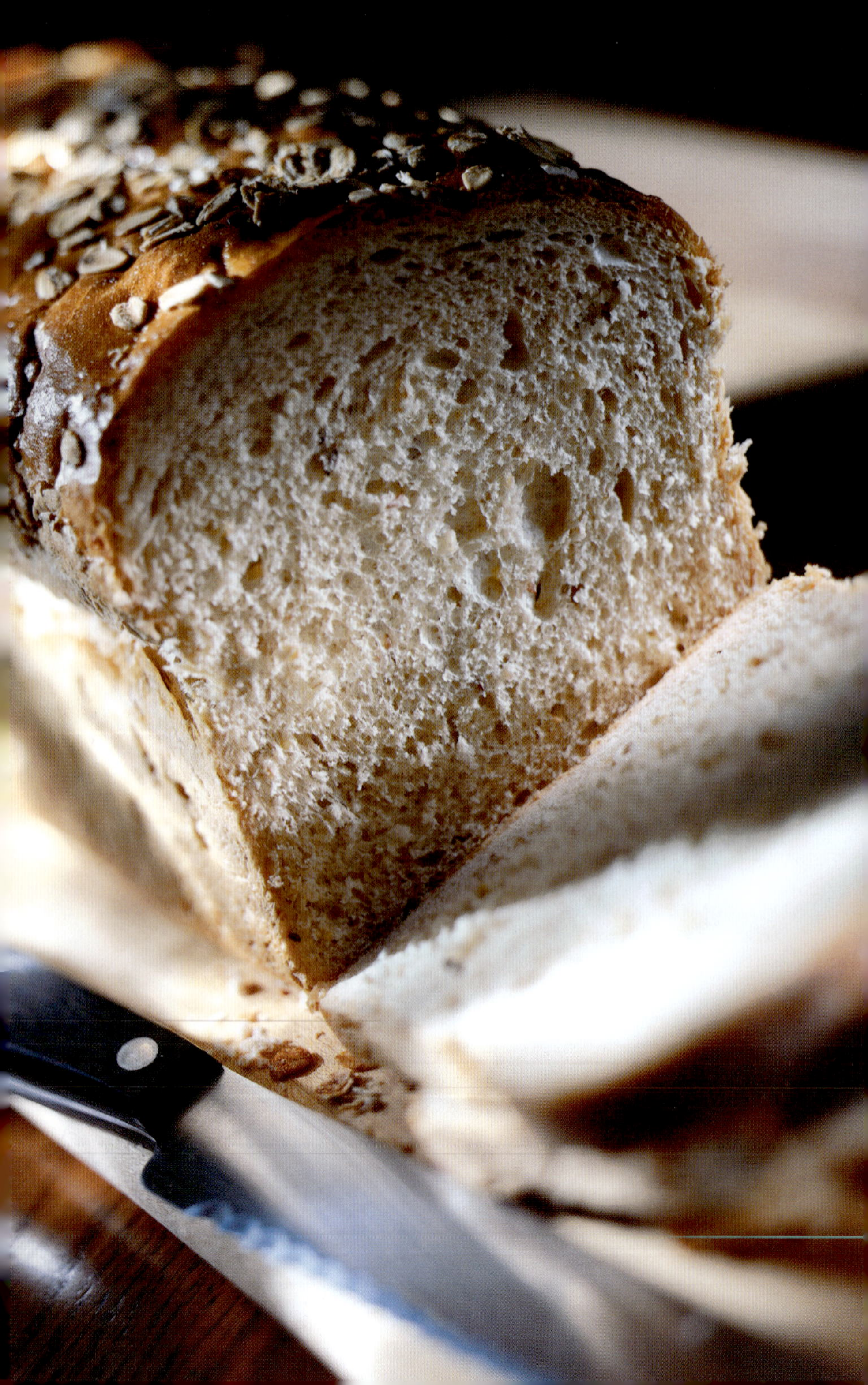

Le concept de l'Index Glycémique

L'index glycémique mesure la capacité d'un glucide (à contenu identique de glucide pur) à élever la glycémie par rapport à une échelle de valeur construite en prenant le glucose pur comme référence.

Tous les glucides ont ainsi été positionnés sur l'échelle des index glycémiques compte tenu de leur nature/potentialité métabolique.

La découverte de l'index glycémique (IG)

Pendant longtemps, on a considéré que tous les glucides, à quantité égale, avaient la même incidence sur la glycémie. C'est pourquoi lorsqu'ils découvraient qu'un de leurs patients était diabétique, les médecins recommandaient à ces derniers de ne plus manger de glucides (fruits, céréales, légumineuses…), ce qui les contraignait à un régime d'exclusion quasi impossible à suivre.

Heureusement, au milieu des années 1970, un chercheur de l'université de Stamford aux États-Unis (P.A. Crapo) mit au contraire en évidence au cours de différentes expérimentations que les glucides avaient des incidences différentes sur la glycémie. Crapo fut donc le premier à montrer à travers plusieurs études que les diabétiques pouvaient continuer à consommer des glucides à condition que ces derniers aient une faible incidence sur la glycémie. Ses expérimentations montrèrent même que l'on pouvait stabiliser le diabète, voire le réduire par le seul choix judicieux de certains glucides.

En 1981, un chercheur de l'université de Toronto au Canada, David Jenkins, reprenant les travaux de Crapo, mit au point une hiérarchisation des glucides à partir de leur incidence sur la glycémie en donnant à chacun d'entre eux un index calculé par rapport au glucose pur auquel était donnée la valeur 100.

L'index 100 donné arbitrairement au glucose représente en fait la surface du triangle de la courbe d'hyperglycémie correspondante.

Pour une même quantité de glucide pur (50 g), l'index glycémique des autres glucides est ainsi calculé selon la formule suivante :

$$\frac{\textit{surface du triangle du glucide testé}}{\textit{surface du triangle du glucose}} \times 100$$

L'index glycémique est ainsi d'autant plus élevé que l'hyperglycémie induite par le glucide testé est forte et inversement.

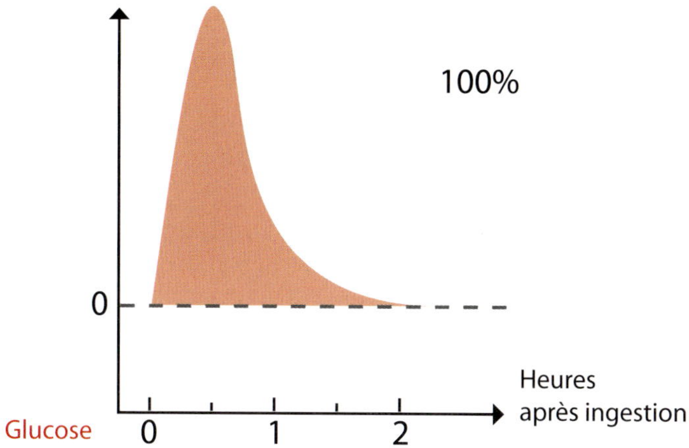

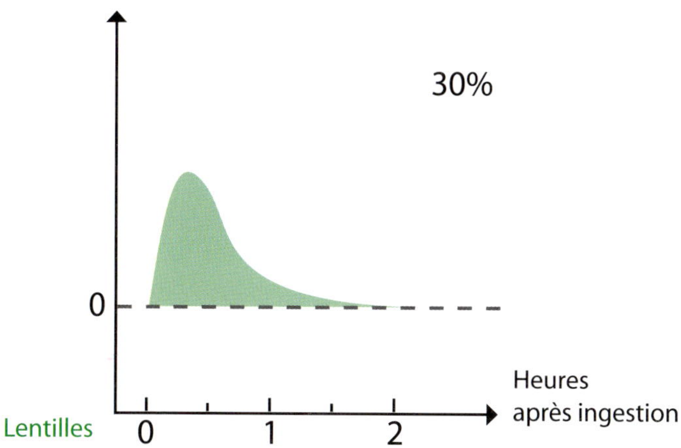

Courbe de la glycémie deux heures après l'ingestion de glucose d'une part et de lentilles d'autre part pour des portions de glucides identiques (50g)

L'index glycémique dans l'amaigrissement

Crapo et Jenkins étaient des diabétologues. Leurs études sur la variation de l'incidence glycémique des glucides et la mise au point du tableau des index glycémiques avaient donc pour objectif de permettre aux diabétiques un meilleur confort nutritionnel mais aussi et surtout d'introduire un nouveau concept dans le traitement du diabète en invitant les spécialistes de cette pathologie à ajuster leur thérapeutique en conséquence.
Or, le moins que l'on puisse dire, c'est que cette découverte, à l'époque, ne souleva pas beaucoup d'enthousiasme dans le petit monde feutré de la diabétologie où, comme dans de nombreux secteurs de la médecine, on se méfie toujours des découvertes révolutionnaires.

Le concept de l'index glycémique resta donc très embryonnaire après sa mise au point et, aujourd'hui encore, plus de 25 ans après, il est souvent traité par la plupart des diabétologues avec la plus grande indifférence malgré toutes les études publiées depuis sur son intérêt thérapeutique.

La classification entre « sucres rapides » et « sucres lents » est fausse !

Pendant longtemps, les glucides ont été classés par les nutritionnistes en deux catégories bien distinctes en fonction de ce que l'on pensait être leur délai d'assimilation par l'organisme : les « sucres rapides » d'une part et les « sucres lents » d'autre part.
Sous la rubrique « sucres rapides » (plus exactement

glucides rapides) figuraient les sucres simples et les sucres doubles, tels que le glucose et le saccharose contenu notamment dans le sucre de canne ou de betterave. Cette dénomination était fondée sur la croyance selon laquelle leur assimilation se faisait rapidement, peu après l'ingestion, du seul fait de la simplicité de leur molécule d'hydrate de carbone.

Inversement, on classait dans la catégorie des « sucres lents » (plus exactement les glucides lents) tous les glucides dont la molécule est complexe (amidons, féculents) dont on pensait que la libération de glucose dans l'organisme se faisait d'une manière lente et progressive du fait de la longue transformation chimique nécessaire pour y parvenir.

C'est ainsi que l'on considérait que les fruits étaient des « glucides rapides » (rapidement digestibles), alors que les pommes de terre et le pain étaient des « glucides lents » (digestibles lentement).

Or dès 1978, le chercheur australien M.L. Wahlqvist avait démontré que cette croyance était totalement erronée. Les expérimentations prouvèrent en effet que « la complexité de la molécule d'hydrate de carbone ne conditionne pas la rapidité avec laquelle le glucose est libéré et est assimilé par l'organisme ».

On constate en effet que le pic glycémique de tous les glucides (c'est-à-dire leur absorption maximale), qu'ils soient simples ou complexe et pris isolément à jeun, survient dans le même laps de temps (environ une demi-heure après leur ingestion).
La vitesse d'assimilation des glucides n'est donc pas spécifique, d'un glucide à l'autre, comme on l'a cru pendant longtemps.
Il convient donc d'étudier les glucides en fonction de l'augmentation de la glycémie qu'ils induisent. C'est précisément ce que fait le concept de l'index glycémique.

Les années de controverse

J'ai pour ma part découvert le concept de l'index glycémique en 1980 à l'époque où je travaillais aux USA pour une multinationale de l'industrie Pharmaceutique. Etant toujours obsédé par ma surcharge pondérale, après avoir souffert d'être un enfant obèse, j'étais sans cesse à la recherche d'informations susceptibles de me permettre de régler définitivement mon problème de poids. Je mis donc à profit mon avantage de travailler dans un milieu scientifique pour parfaire ma documentation sur le sujet qui me tenait à cœur.

Même si elles ne s'intéressaient qu'au diabète, les études de Crapo publiées en 1976 m'interpellèrent. Car si plus de 85% des diabétiques sont aussi obèses on pouvait faire l'hypothèse que le régime mis au point pour les premiers pouvait éventuellement avoir des effets bénéfiques éventuels sur les seconds. Cela ne coûtait rien en tout cas de le vérifier.

C'est ainsi que j'ai perdu 16 kilos en trois mois au cours de mon séjour américain puis 5 kilos supplémentaires dans les mois qui suivirent en faisant, rappelons-le, un régime pour diabétique, ce que je n'étais pas.

J'avais ainsi montrée que le choix des aliments, entre ce que j'appelais à l'époque « les bons » et « les mauvais » glucides était donc un moyen efficace pour maigrir tout en continuant à manger normalement sans restriction calorique. Le principe de base, de ce qui deviendra, dès la publication de mon premier livre en 1986 la méthode Montignac, était donc posé.

Le succès immédiat de ce premier livre qui s'adressait plus particulièrement aux hommes d'affaires et surtout du second (« Je mange donc je maigris » publié en 1987 pour le Grand Public) déclancha aussitôt les critiques des nutritionnistes et autres diététiciens pour qui tous les glucides étaient forcément bons. Après m'avoir traîné dans la boue en me traitant d'imposteur et de charlatan, on me mis donc en demeure de m'expliquer en des termes plus scientifiques.

C'est ainsi que dans les éditions suivantes de mes livres j'essayais de justifier mon classement des « bons » et des « mauvais » glucides en développant le concept de l'index glycémique. Les critiques furent alors encore plus virulentes et on me traita alors d'apprenti sorcier. Les plus grands professeurs montèrent même au créneau pour dénoncer mon imposture dans un grand article au titre évocateur « Pour en finir avec la méthode Montignac ! » publié dans le «Quotidien du médecin » du 7 octobre 1993. L'article en question dénonçait en fait le danger de mettre dans le domaine public « des notions ignorées du monde médical lui-même, non validées dans leur propre domaine, la diabétologie, et n'ayant absolument rien à voir avec la prise de poids ». Le Dr Fricker, chef de file des anti-Montignac concluait d'ailleurs comme il l'a fait encore pendant de nombreuses années après, que « le régime Montignac [basé sur les index glycémiques] constituait une escroquerie intellectuelle et qu'il était dangereux pour la santé ».

Comme il n'y a que les imbéciles qui ne changent pas d'avis, on rendra hommage aujourd'hui au bon Dr.Fricker qui recommande désormais aux lecteurs de ses derniers livres qui souhaitent maigrir, de ne manger, ni pomme de terre, ni pain blanc étant donné leur index glycémique élevé...

Jusqu'à la fin des années 1990, le concept des index glycémiques n'a pas été seulement boudé, il a été violemment combattu par les professionnels de la nutrition. Et la méthode Montignac qui en avait fait la première son principe fondateur n'était pas seulement brocardé et fustigé, mais systématiquement pourfendue par ses détracteurs.

Dieu merci, cela ne l'a pas empêché de se développer du seul fait de son efficacité et en vertu de l'effet du bouche à oreille, en France comme à l'étranger où plus de 18 millions de livres sur la méthode Montignac ont été vendus depuis la première publication.

Une reconnaissance tardive

En 1997, la FAO (Food Administration Organisation) et l'OMS (l'Organisation Mondiale de la Médecine), deux entités importantes de l'ONU, en dénonçant la prévalence endémique de l'obésité dans le monde ont reconnu officiellement que le concept de l'index glycémique pouvait constituer une aide dans la lutte contre ce fléau.

Il faut dire que dans les dernières années du XXème siècle, un certain nombre de chercheurs en diabétologie, qui n'avaient pas vraiment réussi à convaincre de l'intérêt des index glycémiques dans leur propre domaine ont eu plus de succès en en démontrant l'utilité dans la prévention de la prise de poids.

Mais ce sont surtout les études épidémiologiques publiées notamment sous la responsabilité du Pr. Walter Willett de l'Ecole de Santé Publique de Harvard aux USA, qui ont permis d'établir des corrélations indéniables entre la survenue de l'obésité et la consommation excessive de glucides à index glycémique et inversement entre la consommation de glucides à index glycémique bas et une prévention de la prise de poids.

Depuis dix ans, un grand nombre d'études scientifiques ont directement ou indirectement démontré l'intérêt de l'index glycémique dans la lutte contre l'obésité mais aussi dans la prévention du diabète et des maladies cardiovasculaires.

Tout cela constitue donc une véritable consécration pour la méthode Montignac qui a été la première dans le monde, il y a plus de 20 ans à proposer l'utilisation du concept de l'index glycémique dans l'amaigrissement.

Malheureusement, ce concept étant devenue plus ou moins une mode ces dernières années, de nombreux médecins généralistes et mêmes journalistes en mal de droits d'auteurs, se sont crus autorisés à faire état de leur pseudo connaissance en la matière, en publiant des livres pour le Grand Public sur l'index glycémique, alors qu'ils n'en avait, ni l'expérience, ni surtout l'expertise.

C'est ainsi qu'en voulant vulgariser un savoir dont ils n'avaient aucune maîtrise, ces béotiens n'ont fait souvent qu'en compromettre la crédibilité en en galvaudant les principes.

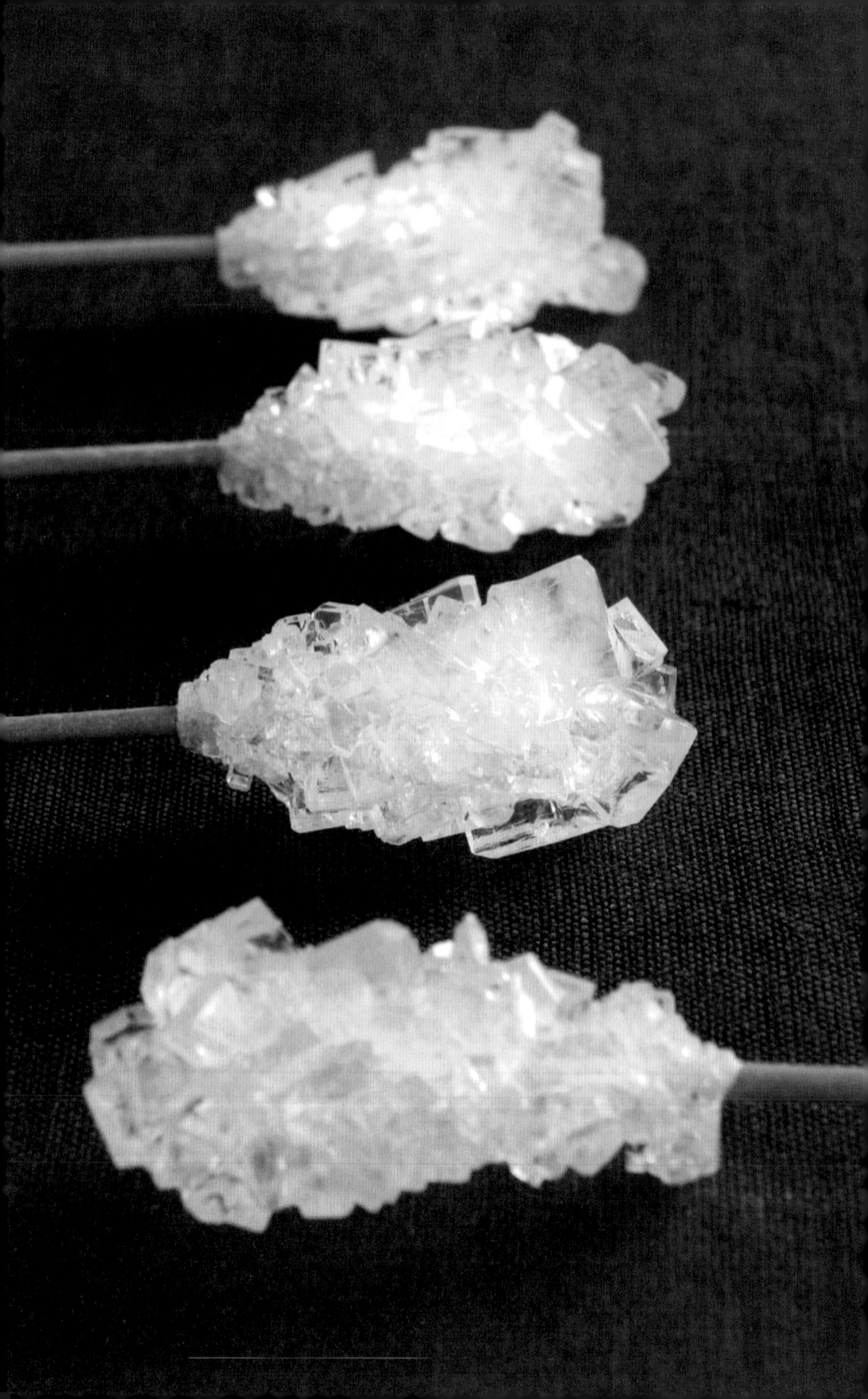

Analyse du tableau des IG

Comme nous l'avons vu précédemment, l'index glycémique mesure la capacité d'un glucide à élever la glycémie (le sucre dans le sang) après son ingestion et plus particulièrement sa digestion.

La table des index glycémique a donc été construite en prenant comme référence le glucose qui est le glucide le plus pur et à qui on a donné la valeur 100.

Voici un tableau (cf p34 et 35) simplifié sur lequel apparaissent les aliments les plus courants. Un tableau plus complet se trouve dans la deuxième partie de cet ouvrage.

Ce qui nous intéresse dans ce chapitre, c'est d'analyser la répartition des aliments que l'on a classés pour l'instant en deux colonnes : à gauche, les glucides à index glycémique élevé (de 10 à 55), à droite, les glucides à index glycémique bas (de 50 à 40) et très bas (de 35 à 0).

Glucides à IG élevé		Glucides à IG bas à très bas	
Maltose (bière)	110	Riz complet (brun)	50
Glucose	100	Riz basmati long	50
Amidons modifiés	100	Patate douce	50
Pommes de terre au four	95	Pâtes complètes (blé entier)	50
Pommes de terre frites	95	Céréales (müeslis) complètes sans sucre	45
Farine de riz	95		
Pain blanc (hamburger)	85	Pain de seigle complet	45
Carottes cuites	85	Pain intégral standard	45/50
Corn flakes, pop corn	85	Pumpernickel	40
Riz à cuisson rapide	85	Flocon d'avoine	40
Gâteau de riz	85	Haricots rouges	40
Riz soufflé	85	Jus de fruit frais sans sucre	40
Purée de pomme de terre	80	Spaghettis al dente (5 minutes)	40
Fèves cuites	80	Riz basmati long intégral Montignac	40
Potiron, pastèques	75		
Sucre (saccharose)	70	Pâtes intégrales al dente	35
Pain blanc (baguette)	70	Figues, abricots secs, pruneaux	35
Céréales raffinées sucrées	70	Maïs ancestral (indien)	35
Barres chocolatées	70	Petits pois frais	35
Pommes de terre bouillies pelées	70	Riz sauvage	35
		Quinoa	35
Chips	70	Pain intégral Montignac	34

Tableau simplifié des index glycémiques

(un tableau plus complet se trouve dans la deuxieme partie du livre)

Glucides à IG élevé	
Colas, sodas	70
Biscuits	70
Riz blanc	70
Nouilles, raviolis	70
Maïs moderne (sweet corn)	65
Raisins secs	65
Pain bis	65
Pommes de terre (cuites dans la peau)	65
Betteraves	65
Pain complet	65
Confitures standards sucrées	60/65
Miel	60
Semoule raffinée	60
Riz long	60
Bananes mûres	55
Melon	55
Spaghettis blancs bien cuits	55
Biscuit sablé	55

Glucides à IG bas à très bas	
Carottes crues, tomates	30
Laitages	30
Haricots secs blancs	30
Lentilles brunes, jaunes	30
Pois chiches	30
Autres fruits frais (pommes, poires, oranges, abricots...)	30
Haricots verts	30
Vermicelles de soja	30
Marmelade sans sucre Montignac	25
Lentilles vertes	25
Flageolets	25
Pois cassés	25
Chocolat noir (> 70 % cacao)	25
Ail, oignons	20
Fructose Montignac	20
Légumes verts, haricots verts, salades...	15
Aubergines	15
Soja (graines)	15
Cacahuètes, noix, noisettes, amandes	15

Tableau simplifié des index glycémiques

(un tableau plus complet se trouve dans la deuxieme partie du livre)

Dans la colonne de gauche, on trouve surtout des aliments modernes et transformés industriellement

Les aliments à IG élevés qui figurent dans la colonne de gauche sont pour bon nombre d'entre eux des aliments modernes, qui ne sont en fait consommés que depuis moins de deux siècles.

- **Le sucre**

Le sucre n'était, avant le début du XIXe siècle, quasiment pas présent dans l'alimentation courante. Il était exclusivement extrait de la canne à sucre produite dans le Nouveau Monde. Il était donc très cher : on ne le trouvait d'ailleurs que chez les apothicaires, les pharmaciens de l'époque.

En 1800, la consommation dans les pays européens était de moins de 1 kg par personne et par an.

Après qu'en 1812 fut découvert le procédé d'extraction du sucre de betterave, le produit se démocratisa et sa consommation augmenta d'une manière exponentielle *(voir tableau ci-contre)*.

	France
1800	0,6 kg
1880	8 kg
1900	17 kg
1930	30 kg
1965	40 kg
1990	35 kg
2005	33 kg

Historique de la consommation de sucre en France
(en kg par an et par personne)

Autres pays (en 2005)
Royaume-Uni : 35 kg
Espagne : 32 kg
Italie : 30 kg
États-Unis : 63 kg
Australie : 46 kg
Japon : 19 kg
Chine : 8 kg

Consommation actuelle de sucre dans les autres pays
(en kg par an et par personne)

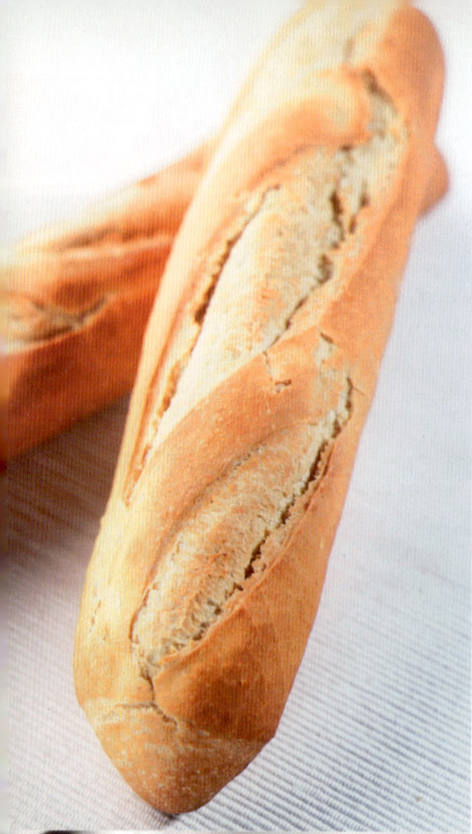

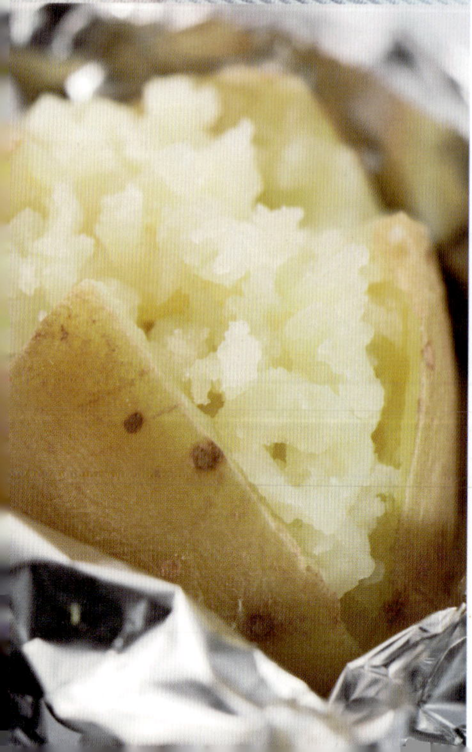

- **Les farines raffinées**

Pendant des siècles, le pain consommé par la majorité de la population était fabriqué avec des farines brutes de mouture (intégrales) ou bises (légèrement blutées). La farine blanche était rare et chère car tamisée à la main.
Il fallut attendre l'invention du moulin à cylindre en 1870 pour que la majorité de la population ait accès aux farines raffinées dites « farines blanches », lesquelles sont devenues de plus en plus blanches après la seconde guerre mondiale pour pouvoir mieux être conservées.

- **Les pommes de terre**

Elles n'existaient pas non plus dans l'alimentation courante au début du XIXe siècle. Pendant longtemps, elles n'avaient servi qu'à engraisser les cochons. C'est pour lutter contre les famines qui sévissaient à l'époque de la Révolution française que la pomme de terre fut introduite dans la consommation de la population humaine. Sa consommation augmenta donc progressivement jusqu'à nos jours. Mais nous remarquons que l'index glycémique de la pomme de terre est moyen (65) si elle est cuite à l'eau dans sa peau, ce qui était autrefois la forme la plus courante de sa consommation. Aujourd'hui, on consomme au contraire le plus souvent les pommes de terre frites ou cuites au four, dont l'IG est très élevé (95).

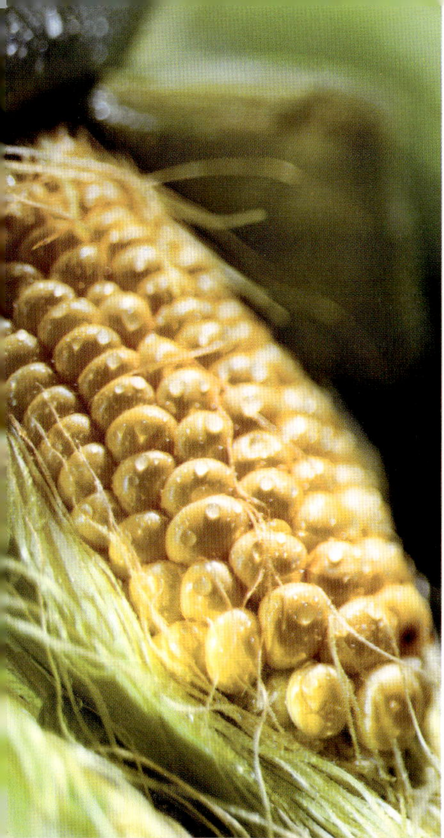

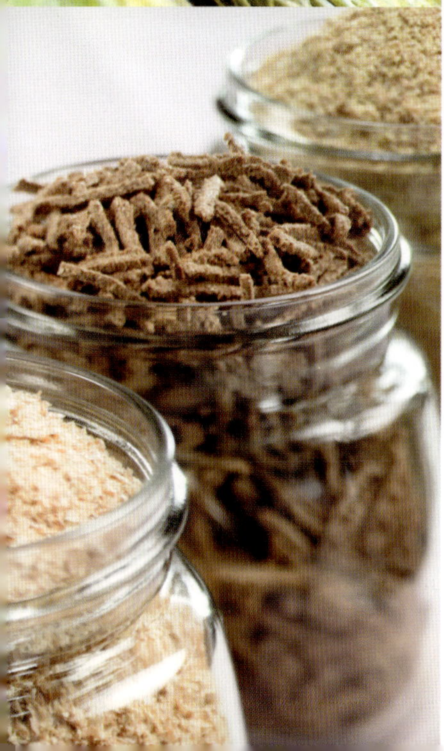

• **Les céréales hybridées et génétiquement sélectionnées**

Elles ont aussi des IG élevés et se retrouvent donc dans la colonne de gauche du tableau. C'est le cas en particulier du maïs moderne dont l'IG est de 70. Le maïs fut découvert avec l'Amérique. Il constituait alors la base de l'alimentation des Amérindiens ; son IG était à l'origine très bas (35). Mais comme son rendement était faible, les botanistes n'ont eu de cesse depuis d'en faire une plante plus productive. Le maïs moderne (« sweet corn ») est donc le résultat de toute une série d'hybridations et autres sélections génétiques qui en ont considérablement amélioré le rendement mais dont l'effet secondaire a été une élévation importante de l'index glycémique. C'était sans doute le prix à payer.

• **Des aliments industriels transformés, voire synthétisés**

Ils figurent aussi dans le tableau des IG élevés. Ce sont pour la plupart des conservateurs, des gélifiants, des amidons modifiés, des fécules... dont les IG sont proches de 100. Il faut savoir par ailleurs que les céréales extrudées, éclatées ou soufflées comme les corn flakes, pop corn et riz soufflé ont un IG augmenté par rapport à celui de la céréale de base.

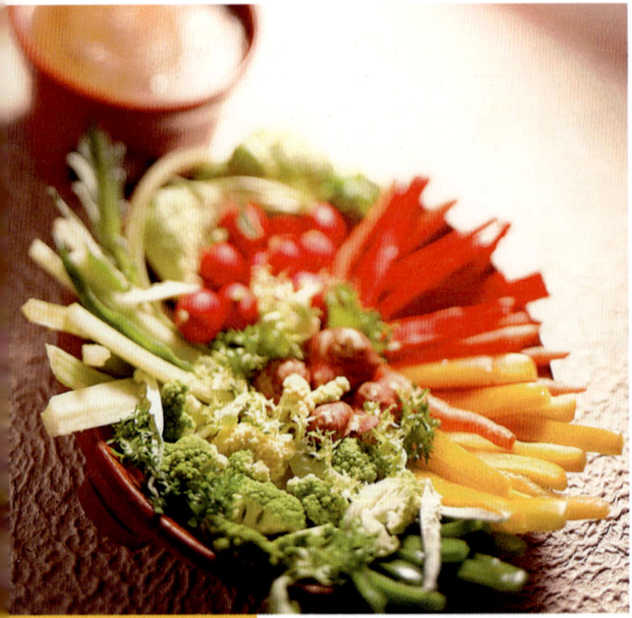

Dans la colonne de droite, on retrouve surtout les aliments que mangeaient nos ancêtres

On y retrouve notamment tous les aliments naturels :

- les céréales brutes non raffinées, en particulier le pain d'autrefois (pain intégral) ;

- les céréales anciennes : le sarrasin, le seigle, l'épeautre, le kamut, le quinoa...

- les pâtes alimentaires fabriquées à partir de blé dur ;

- les riz anciens non hybridés, comme le basmati ;

- les fruits ;

- les légumes ;

- et surtout les légumineuses dont la consommation aujourd'hui est près de dix fois inférieure à ce qu'elle était il y a un siècle : les lentilles, les haricots, les pois, pois chiches et le soja que nous ont permis de découvrir les Asiatiques.

Tout cela correspond à l'essentiel de ce que consommaient majoritairement nos parents, nos grands-parents et plus encore nos arrière-grands-parents chez qui la surcharge pondérale était trois à quatre fois inférieure à ce qu'elle est aujourd'hui dans les populations occidentales.

Il est facile de comprendre pourquoi plus d'un tiers des habitants des États-Unis est obèse

Quand on observe en effet ce que mangent les habitants des États-Unis, on comprend bien pourquoi ils sont les champions du monde de l'obésité.

Car l'essentiel du modèle alimentaire des États-Unis est constitué de glucides à IG élevés :

- sucres (63 kg/an/habitant), soit deux fois plus que les Européens ;

- farines raffinées qui constituent la base des hamburgers, hot-dogs, pizzas cookies, crackers chips…

- maïs hybridé (« sweet corn ») dont l'IG est à 70 mais qui est aussi consommé quotidiennement sous d'autres formes, comme les corn flakes ou le pop corn dont l'IG est encore plus élevé (85) ;

- aliments industriels transformés (« process food ») qui représentent les 3/4 des aliments consommés aux États-Unis où l'on cuisine rarement des produits frais ;

- pommes de terre frites et chips… qu'ils mangent à tous les repas, y compris au petit déjeuner.

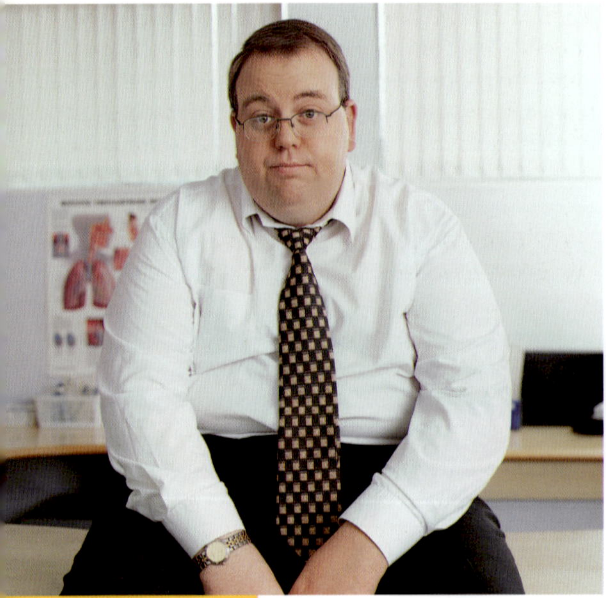

Les habitants des États-Unis ont donc une alimentation majoritairement à IG élevé qui est ainsi hyperglycémiante et donc hyperinsulinémiante, laquelle comme nous l'avons vu précédemment se traduit par des hypoglycémies réactionnelles conduisant systématiquement au grignotage.

La conséquence, c'est évidemment la prise de poids généralisée et *a fortiori* l'obésité !

Pourquoi est-on moins gros dans les pays latins ?

Dans les pays latins (France, Espagne, Italie, Portugal, Grèce...), l'obésité est deux fois moins élevée qu'aux États-Unis et même très nettement inférieure à ce qu'elle est en général dans les pays anglo-saxons. Car pour des raisons essentiellement culturelles les populations d'origine latine ont conservé des habitudes alimentaires traditionnelles, les conduisant à passer plus de temps à élaborer leur repas à partir de produits frais et en général à consommer beaucoup plus de glucides à IG bas (fruits, légumes, légumineuses...).

Malgré l'organisation de la vie socioprofessionnelle moderne, les Latins consomment trois fois moins d'aliments transformés que les habitants des États-Unis (ils cuisinent plus), deux fois moins de sucre et de céréales raffinées et par voie de conséquence (métabolique) ils sont beaucoup moins sujets aux besoins de grignotage.

On peut donc en déduire que l'index glycémique moyen des habitudes alimentaires d'un pays est prédictif du niveau de l'obésité de sa population !

La dérive des habitudes alimentaires

Il est donc légitime de considérer que l'épidémie d'obésité mondiale que dénonce l'Organisation Mondiale de la Santé (OMS) est le résultat d'une lente dérive des habitudes alimentaires commencée au début du XXe siècle, consistant à consommer de plus en plus de glucides à IG élevés au détriment des glucides à IG bas.

Le principal responsable de cette dérive, qui se traduit par l'augmentation de la prévalence de l'obésité partout où elle se manifeste, est sans conteste l'adoption du mode alimentaire nord américain dont le hamburger et le Coca-cola sont les symboles.

La mondialisation (globalisation) des habitudes alimentaires s'opère malheureusement par l'implantation du mode alimentaire des États-Unis.

L'index glycémique est donc bien un critère de choix déterminant pour induire la prévention de la prise de poids et la réduction de la surcharge pondérale, comme l'ont montré de nombreuses études scientifiques.

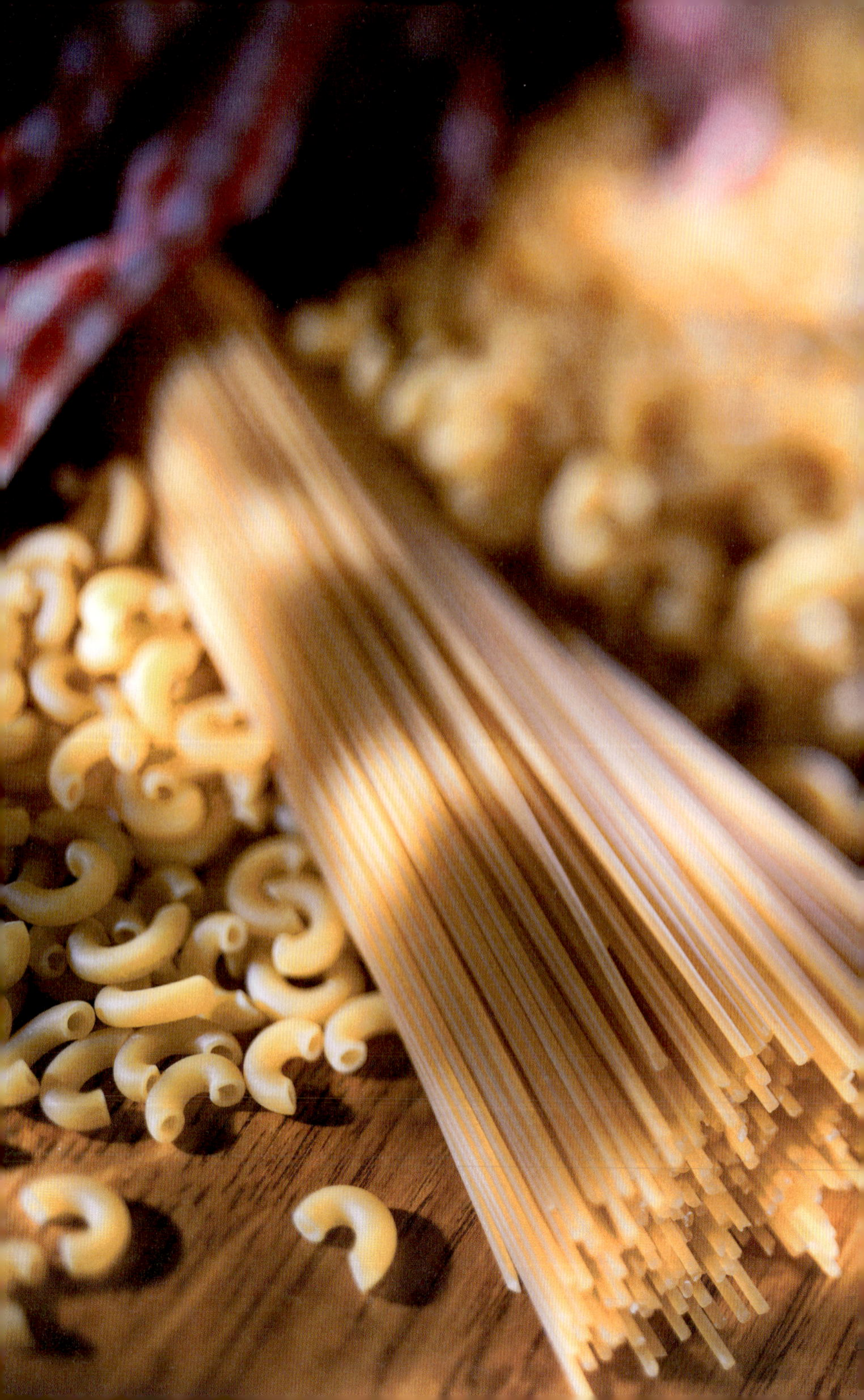

Les facteurs de modification de l'Index Glycémique

Les glucides entrant dans la consommation courante humaine sont en grande majorité des glucides complexes, composés essentiellement d'amidon.

Ils appartiennent donc à la catégorie des aliments appelés amylacés, parmi lesquels on distingue quatre familles (cf p53).

Pour être absorbés et apparaître dans la circulation sanguine, tous ces amidons doivent être transformés en glucose. Ce sont les enzymes digestives (alpha amylases notamment) qui réalisent ce travail.
La digestion commence dans la bouche avec la mastication et se poursuit dans l'intestin grêle après un transit par l'estomac.

La montée en glycémie témoigne du niveau d'absorption du glucose et donc de la digestibilité d'un amidon particulier.

C'est cette amplitude qui est mesurée sur l'échelle des index glycémiques comme nous l'avons vu dans les chapitres précédents.

L'observation a ainsi montré que pour une même quantité de glucides, l'amplitude glycémique postprandiale d'un aliment à l'autre pouvait être très différente, car il existe dans l'aliment une fraction d'amidon qui résiste à la digestion, d'où une plus ou moins grande absorption.

Plusieurs facteurs sont à l'origine de cette variation de la digestibilité des amidons, dont l'amplitude est mesurée encore une fois par l'index glycémique.

Structure de l'amidon

Le grain d'amidon est constitué de deux types de composants moléculaires : **l'amylose et l'amylopectine**. Ils peuvent être associés à des lipides, des protéines, des fibres et des micronutriments (vitamines, sels minéraux...). C'est essentiellement la proportion d'amylose par rapport à l'amylopectine qui détermine la nature physico-chimique des aliments amylacés et leurs effets métaboliques sur l'organisme humain.

Céréales	Tubercules	Légumineuses	Fruits
Blé Tendre	Pomme de terre	Haricots	Banane
Blé dur	Patate douce	Pois	Mangue
Riz	Manioc	Pois chiche	Pomme
Maïs	Igname	Lentilles	
Avoine	Taro	Fèves	
Orge	Tania		
Seigle			
Sorgho			
Mil			

Les différentes familles d'amylacés

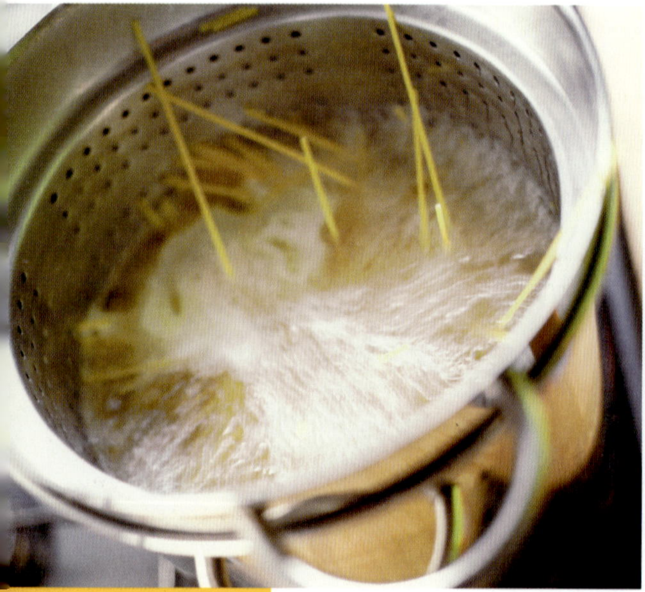

Ce rapport amylose/amylopectine peut-être très différent d'une famille botanique à l'autre mais aussi d'une variété à l'autre à l'intérieur d'une même famille.

Les amidons de céréales contiennent en général entre 15 et 28 % d'amylose. Mais certaines variétés de maïs en contiennent moins de 1 %, c'est le cas du maïs cireux dont les extraits sont utilisés dans l'industrie alimentaire comme épaississants. En revanche, d'autres variétés de maïs en contiennent de 55 % à 80 % mais ils sont peu cultivés, car plus le taux d'amylose est élevé, plus le rendement est bas. C'était le cas du maïs ancestral dont se nourrissaient les Amérindiens.

Les amidons des tubercules (appelés encore fécules) ont une teneur en amylose beaucoup plus faible (de 17 % à 22 %). C'est le cas notamment de la pomme de terre. Quant aux amidons de légumineuses (lentilles, haricots secs, pois chiches...), ils sont au contraire beaucoup plus chargés en amylose (de 33 à 66 %).

Les variations de l'index glycémique

L'index glycémique d'un aliment amylacé est fonction de plusieurs paramètres.

- **Le rapport amylose/amylopectine**

L'amylose étant un amidon résistant à la digestion des amylases, plus un produit contient d'amylose, moins son index glycémique est élevé et inversement.

- **Chauffage et hydratation**

Soumise à un chauffage en excès d'eau, la structure de l'amidon se modifie. En s'hydratant progressivement, les grains d'amidons gonflent et une fraction d'amylopectine passe en solution, puis ultérieurement, si le chauffage se prolonge, une fraction d'amylose passe elle aussi en solution.

Le résultat se traduit donc par une viscosité plus ou moins importante de la suspension. C'est le phénomène de la gélatinisation de l'amidon.

Or, plus la proportion d'amylose est faible, plus la gélatinisation est importante et inversement. Il a pu être démontré que plus un amidon se gélatinisait (du fait de son faible taux d'amylose), plus il était aisément hydrolysable par les alpha-amylases (enzymes digestives de l'amidon), plus sa propension à se transformer en glucose était forte et plus la glycémie avait évidemment tendance à s'élever.

En d'autres termes, moins il y a d'amylose dans un amidon, plus son index glycémique est élevé. Inversement, plus la proportion d'amylose est forte, moins la gélatinisation est importante, moins

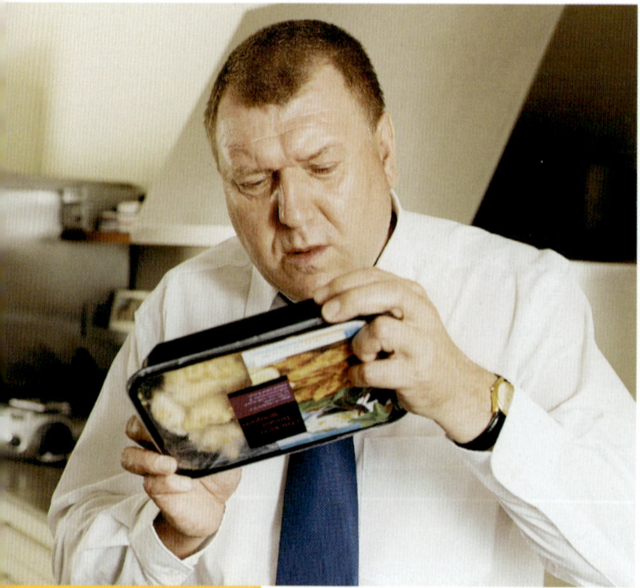

il y a transformation en glucose et plus l'index glycémique est bas.
Ainsi, on peut facilement comprendre pourquoi la pomme de terre, qui a un taux d'amylose très faible, a un index glycémique élevé quand elle est chauffée. Alors que la lentille, qui a un taux d'amylose élevé, a un index glycémique très bas.

L'exemple du maïs est lui aussi tout à fait significatif. Le maïs « Waxy » (dit « maïs cireux ») qui est pratiquement dépourvu d'amylose a été précisément sélectionné par l'industrie agroalimentaire pour la très grande viscosité de son amidon. Il est ainsi couramment utilisé pour épaissir les gelées de fruits, texturer les aliments en boîtes ou surgelés. Il est mentionné sur les étiquettes sous la rubrique : amidon de maïs. Son index glycémique étant très élevé (très proche de 100), il contribue donc à introduire, dans toutes les préparations culinaires industrielles où il entre, un facteur important d'amplification de la glycémie.

Inversement, une expérience intéressante a été conduite en Australie : un fabricant de pain industriel a ajouté une proportion d'un maïs spécial ayant un taux très élevé d'amylose (>80) afin d'abaisser l'index glycémique d'un pain de mie traditionnel. L'accueil du public est paraît-il très favorable, notamment celui des enfants qui ont habituellement tendance à refuser de consommer du pain complet.

- **Le type de traitement technique et thermique dont l'aliment est l'objet**

L'hydratation et la chaleur ont pour effet d'augmenter l'index glycémique d'un aliment. Par exemple, la carotte crue a un index glycémique de 30. Dès qu'elle est bouillie dans l'eau, son index grimpe à 85 du fait de la gélatinisation de son amidon.

Certains processus industriels conduisent à maximaliser la gélatinisation. C'est le cas pour la fabrication des flocons (purée de pommes de terre instantanée) ou encore des corn flakes, mais aussi des liants tels que les amidons modifiés et les amidons dextrinisés.

Ces opérations ont donc pour effet d'amplifier considérablement l'index glycémique (85 pour les corn flakes, 95 pour la purée en flocons, 100 pour les amidons modifiés).
De même, l'explosion du grain de maïs conduisant au pop-corn ou du grain de riz pour réaliser du riz soufflé augmente de 15 à 20 % l'index glycémique d'origine.

- **La « pastification » diminue l'index glycémique**

Il existe en revanche un processus technique naturel qui tend à freiner l'hydratation de l'amidon. C'est le cas de la « pastification » du blé dur lors de la fabrication des pâtes. L'extrusion de la pâte à travers une filière entraîne en effet un échauffement des protéines, lequel se traduit par la constitution d'un film protecteur qui contribuera à ralentir la gélatinisation des amidons lors de la cuisson.

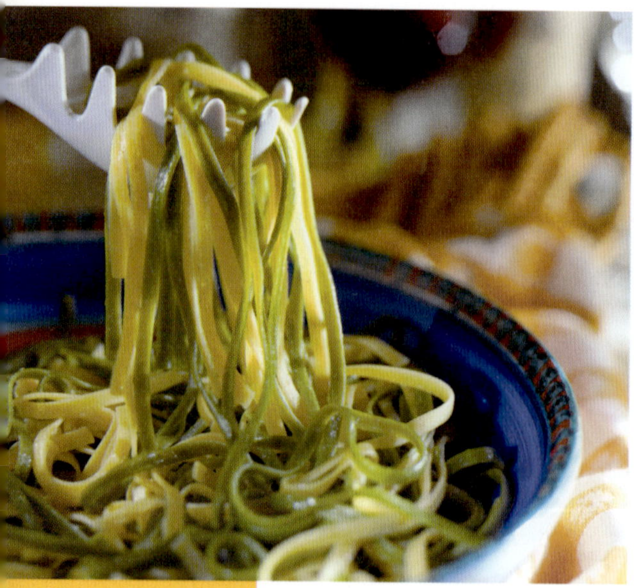

Mais ce qui est surtout valable pour les spaghettis ou encore certaines tagliatelles, qui sont précisément « pastifiées », c'est-à-dire extrudées sous l'effet d'une forte pression, ne l'est ni pour les raviolis, ni pour les lasagnes, ni même pour les pâtes fraîches découpées avec une petite machine à main, lesquelles pâtes ont ainsi un index glycémique beaucoup plus élevé, alors qu'elles sont composées de la même farine de blé dur.

À partir d'une même farine, on peut donc aboutir à des produits dont les index glycémiques vont du simple au double (spaghettis 40, raviolis 70).

Mais la cuisson domestique, qui aura lieu juste avant leur consommation, fera encore varier l'index glycémique final.

Une cuisson al dente (5 à 6 minutes) permettra de conserver l'index glycémique des spaghettis à son niveau le plus bas alors qu'une cuisson prolongée (15 à 20 minutes) entraînerait une élévation de l'index du fait de l'accélération de la gélatinisation de l'amidon.

• **La rétrogradation : processus inverse de la gélatinisation**
Après avoir fait l'objet d'une cuisson entraînant la gélatinisation, l'amidon subit de nouvelles modifications lorsqu'il refroidit.

Progressivement, le gel évolue vers une nouvelle réorganisation des macromolécules d'amylose et d'amylopectine. C'est le phénomène de la rétrogradation, c'est-à-dire un retour (plus ou moins important cependant) à la structure moléculaire antérieure. Le phénomène de rétrogradation augmente d'ailleurs avec le temps et avec la diminution de la température.

La conservation prolongée à basse température (5 °C) d'aliments amylacés (plats cuisinés sous vide) favorise donc la rétrogradation. Le même phénomène est obtenu en laissant sécher certains aliments. Par exemple, plus le pain est rassis, plus l'humidité – en migrant vers l'extérieur – favorise la rétrogradation de l'amidon. C'est aussi le cas lors de la réalisation du pain grillé.

Même si la rétrogradation n'entraîne pas une réversibilité totale de la gélatinisation, il n'empêche qu'elle permet une diminution de l'index glycémique. C'est ainsi que des spaghettis (mêmes blancs) cuits al dente puis refroidis et consommés en salade auront un index glycémique voisin de 35.

On peut aussi en déduire qu'un pain fabriqué avec la même farine, selon qu'il est fraîchement cuit (et encore chaud), rassis ou toasté n'aura pas tout à fait le même index glycémique.
De même, on peut penser que le fait de congeler un pain frais puis de le décongeler à température ambiante conduit à lui abaisser sensiblement son index glycémique d'origine.

D'autre part, il est intéressant de savoir que des lentilles vertes froides (*a fortiori* si elles sont restées 24 heures au réfrigérateur)

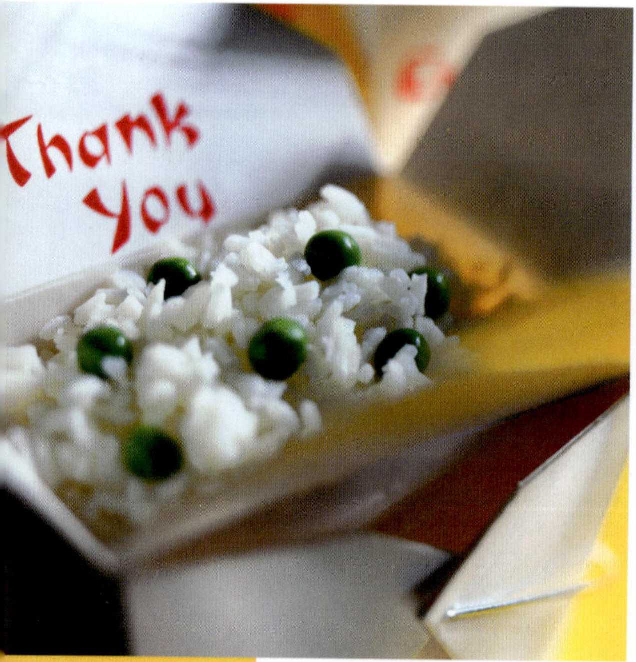

ont un index glycémique encore plus bas (entre 10 et 15) que lorsqu'elles sont fraîchement cuites. Car plus l'amidon d'origine est riche en amylose, plus le phénomène de rétrogradation est efficace. C'est aussi le cas du riz basmati qui, après avoir été cuit puis refroidi, a un index glycémique inférieur lors de son réchauffage.

Cependant, il a été montré que le fait de rajouter des lipides à un amidon qui a fait l'objet d'une gélatinisation entraîne un ralentissement de la rétrogradation.

Par ailleurs, il est bon de savoir qu'un amidon rétrogradé qui est réchauffé perd une partie de son pouvoir de gélatinisation. Une fraction (10 % environ) de l'amidon rétrogradé devient thermorésistante, ce qui tendrait à montrer qu'après le stockage au froid, le réchauffage d'un glucide contribuerait à en abaisser l'index glycémique.

Enfin, il est important de mentionner que l'amidon à l'état natif (brut et naturel) n'est pas présent uniquement dans les aliments crus. Il peut dans certains cas persister sous cette forme après cuisson lorsque la teneur en eau du produit a été localement insuffisante pour permettre sa gélatinisation. C'est notamment le cas de la croûte de pain et des biscuits de type sablés, dans lesquels la structure granulaire de l'amidon persiste en partie après la cuisson, diminuant d'autant leur index glycémique par rapport aux amidons qui, eux, auront été gélatinisés (par exemple, celui de la mie de pain).

C'est aussi pourquoi la cuisson à la vapeur douce ou à l'étouffée, qui a un faible pouvoir d'hydratation comparé à la cuisson par immersion, entraîne une moindre gélatinisation.

- **Le contenu en protéines et en fibres**

Pour certains glucides, le contenu naturel en protéines peut être à l'origine d'une moindre hydrolysation (digestion) des amidons et en conséquence d'une diminution de l'index glycémique.
C'est notamment le cas de la famille des céréales.

Le phénomène est particulièrement évident dans le cas des pâtes alimentaires. La présence de gluten ralentit en effet l'action des amylases digestives, ce qui limite d'autant l'absorption de glucose.

On comprend ainsi pourquoi le blé dur (plus riche en gluten) a un index glycémique plus bas que le blé tendre avec lequel on fabrique le pain. Mais d'une manière générale, tous les blés modernes à haut rendement ont deux à trois fois moins de gluten que les blés anciens.

Les céréales modernes sont donc d'autant plus susceptibles de générer des glycémies élevées qu'elles sont consommées raffinées, ce qui contribue à appauvrir encore leur contenu en gluten, alors qu'il est déjà faible à l'origine.

Il apparaît d'autre part que la teneur en fibres alimentaires d'un amidon peut constituer une barrière à l'action des amylases et ainsi diminuer encore d'autant l'absorption du glucose. Toutefois, il semble que ce soit essentiellement les fibres solubles (que l'on retrouve le plus souvent dans les légumineuses mais aussi dans l'avoine) qui peuvent jouer un rôle direct ou indirect sur la diminution de l'absorption intestinale du glucose et ainsi faire baisser l'index glycémique de l'amidon en question.

- **Le degré de mûrissement et de vieillissement**

Les fruits amylacés augmentent leur index glycémique en fonction de leur degré de mûrissement. Le phénomène est particulièrement important pour la banane (beaucoup moins pour la pomme). Une banane verte aura un index glycémique assez bas (environ 40). Au terme de son mûrissement, l'index sera beaucoup plus élevé (65) du fait de la transformation de son amidon qui, au fur et à mesure du mûrissement, devient de moins en moins résistant. Le fait de cuire la banane verte entraîne le même phénomène.

Pour essayer d'être le plus exhaustif possible, il faut aussi noter que la conservation de certains aliments, la pomme de terre notamment, entraîne une augmentation de l'IG du fait de la transformation naturelle de leurs amidons. Les pommes de terre qui ont été conservées plusieurs mois ont donc un index glycémique plus élevé que les pommes de terre nouvelles.

- **L'effet de l'acidité**

Des études ont montré que l'acidité avait pour effet de réduire l'index glycémique d'un glucide. C'est le cas notamment dans la fabrication du pain. Un pain

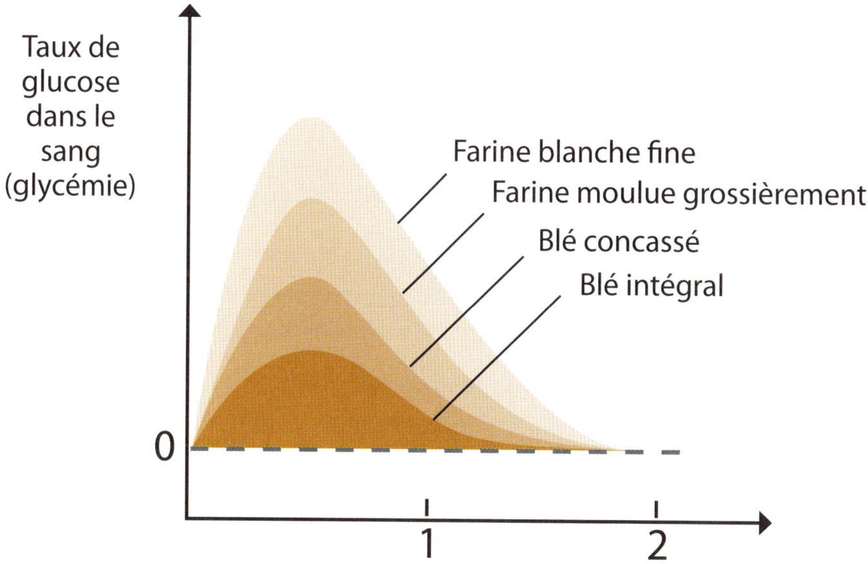

Plus les particules sont grosses, plus l'index glycémique est faible

confectionné avec une farine blanche standard T55 et de la levure aura un IG de 70. Mais si à partir de la même farine, en lieu et place de la levure, le boulanger utilise du levain naturel, l'IG ne sera plus que de 60 ou 65. C'est en fait l'acidité du levain qui a pour effet de diminuer l'IG de la farine.

De la même manière, le fait de consommer un produit acide au cours d'un repas contribue à diminuer la résultante glycémique du repas. C'est pourquoi, si l'on s'autorise un écart en mangeant par exemple des frites dont l'IG est élevé (95), il est recommandé dans la méthode Montignac (phase II) de les manger avec une grosse salade bien vinaigrée. Selon le professeur J. Brand-Miller, 20 ml de vinaigre mélangés à 10 ml d'huile d'olive diminueraient de 30 % le taux de glucose dans le sang.

- **La taille des particules**

Lorsqu'un amylacé est broyé, plus les particules d'amidon sont fines, plus l'hydrolysation des molécules d'amidon est facilitée, ce qui a pour conséquence d'augmenter l'index glycémique.

Ceci est notamment le cas pour les céréales lorsqu'elles sont réduites en farine. De nombreuses boutiques diététiques commercialisent une farine de blé T150 bio dont la marque se réclame d'un procédé de fabrication spécial développant de supposées vertus digestives. Or le procédé en question se traduit par une mouture si fine que l'index glycémique est aussi élevé que celui d'une farine blanche. L'ennui, c'est que les détaillants vendent cette farine comme de l'« intégrale ». Pour les mêmes

Nutriments	Farine intégrale Montignac (pour 100 g)	Farine blanche T55 (pour 100 g)
Protéines	12 g	8 g
Lipides	2,5 g	1 g
Glucides	60 g	74 g
Fibres	14 g	3 g
Eau	11,5 g	14 g
Taille des particules	grosse granulométrie	fines
Index Glycémique	**34** *	**70**

Le pain intégral Montignac

* Calcul effectué *in vitro* par un laboratoire indépendant agréé.

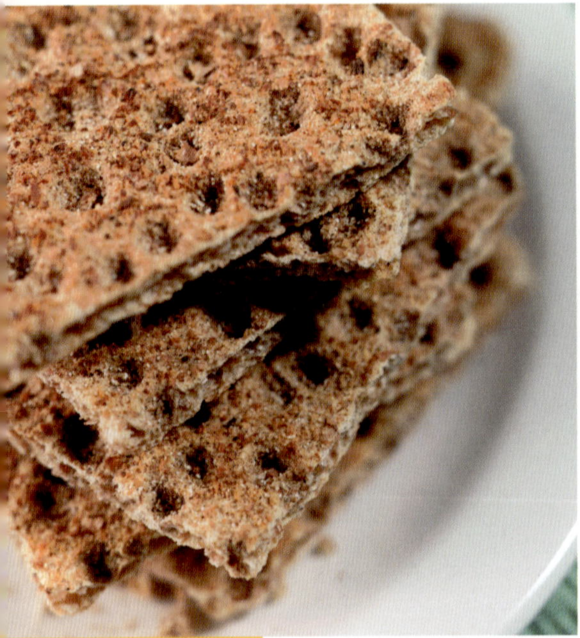

raisons, la farine de riz a un IG beaucoup plus important que le riz d'origine. Lorsque le blé était autrefois moulu à la meule de pierre, il était réduit en grosses particules. Même s'il faisait l'objet d'un tamisage, ce dernier, réalisé à la main, était sommaire et la farine qui en résultait restait somme toute grossière (bise). Le pain dit « blanc » de l'époque avait donc un IG qui pouvait se situer entre 60 et 65, ce qui était plutôt raisonnable.

Le pain du peuple, lui, était fabriqué autrefois à partir d'une farine brute non blutée qui avait conservé l'intégralité des composants du grain de blé, d'où son nom de « pain intégral ». Comme les particules étaient assez grossières et qu'il comportait un taux élevé de fibres et de protéines, et de surcroît qu'il était travaillé au levain, l'index glycémique était évidemment encore plus bas (entre 35 et 45).

Le « pain intégral Montignac » vendu en France dans près de 300 boutiques ainsi que sur Internet (www.pain-integral-montignac.com) et que l'on trouve aussi dans le réseau des boulangeries « Première Moisson » au Québec est conforme à ce cahier des charges. Son index glycémique est de 34 seulement.

Avec l'invention du moulin à cylindre en 1870, la fabrication de la farine blanche s'est généralisée, en Occident d'abord, puis dans tous les pays du monde. Ce nouveau moyen technique considéré évidemment, mais à tort, comme un « progrès » allait se traduire par un appauvrissement de la qualité nutritionnelle du pain.

Depuis, grâce à un matériel de meunerie de plus en plus sophistiqué, les farines sont de plus en plus « pures », au sens technique du terme. Ce qui se traduit nutritionnellement parlant par moins de fibres, moins de protéines et de micronutriments (vitamines, minéraux, acides gras essentiels...) et des particules de plus en plus fines. D'où un index glycémique de plus en plus élevé de tous les aliments dans lesquels cette farine hyperraffinée est l'un des composants majeurs.

En conclusion

L'ampleur de la variation des aspects nutritionnels des glucides mérite donc une très grande attention. Car il n'existe pas « **un** » amidon mais « **des** » amidons.

Ils sont différents, d'abord à l'origine, du fait de leur structure moléculaire (rapport amylose/amylopectine), ainsi que par le contenu et la nature des nutriments additionnels qui leur sont associés (protéines, fibres).
Les propriétés physico-chimiques des amidons évoluent constamment sous l'influence de l'eau, des variations de température et du temps.

Chaque traitement hydrothermique, industriel ou culinaire, entraîne une transformation de l'aliment qui lui confère des propriétés et une digestibilité différente.
Il en résulte une absorption intestinale spécifique qui se traduit par une réponse glycémique et insulinique en rapport.

L'index glycémique d'un aliment est donc la résultante de nombreux paramètres dont il convient impérativement de tenir compte dans nos choix nutritionnels.

En négligeant l'intérêt de ces notions scientifiques, pourtant connues depuis plus de 20 ans, la « diététique traditionnelle » a laissé l'industrie agroalimentaire développer non seulement des variétés botaniques suspectes, mais aussi et surtout des techniques industrielles de traitement, de cuisson et de conservation qui concourent indirectement à élever d'une manière alarmante les glycémies postprandiales des consommateurs des aliments modernes.
Nous savons aujourd'hui que l'hyperinsulinisme, qui est la conséquence finale de ces effets métaboliques pervers, est à l'origine de la prévalence de l'obésité, du diabète et de nombreuses affections cardio-vasculaires.

Dès lors, nous pouvons mesurer l'imprudence des recommandations nutritionnelles officielles actuelles à l'égard du grand public à qui il est conseillé de consommer 50 à 55 % de glucides par rapport à leurs apports alimentaires quotidiens sans qu'il soit mentionné de quel glucide il s'agit. Pire encore, si par hasard cette mention existe, elle se réfère toujours à la classification des sucres lents/sucres rapides qui est totalement fausse.

Car comme le dénonce le professeur Walter Willet du Harvard Medical School, ces recommandations ne sont jamais assorties d'explications complémentaires permettant à la fois le choix et le traitement (cuisson, conservation...) de ces glucides eu égard à leur index glycémique.

Tout au plus est-il « officiellement » conseillé de consommer de préférence des glucides complexes, ce qui ne veut pas dire grand-chose au regard des connaissances nutritionnelles actuelles.

Car comme le disent les chercheurs F. Bornet et le professeur G. Slama, non seulement « les glucides complexes ne sont pas interchangeables » comme on l'a cru pendant longtemps, mais il faut être conscient « que certains amidons ou aliments amylacés, bien que complexes, sont plus hyperglycémiants que des sucres simples ». C'est par exemple le cas de la pomme de terre frite (IG 95) qui est plus hyperglycémiante que le sucre (IG 70).

Après avoir été le premier nutritionniste au monde à avoir proposé l'utilisation du concept de l'index glycémique dans l'amaigrissement, je me suis efforcé de montrer depuis plus de vingt ans, dans l'ensemble de mes publications, comment la dérive des habitudes alimentaires depuis 50 ans a entraîné une augmentation phénoménale de la prévalence de l'obésité dans le monde.

En passant d'un mode alimentaire peu glycémiant (composé majoritairement de glucides à index glycémique bas et très bas), qui était celui de nos ancêtres, à un mode alimentaire hyperglycémiant (composé très majoritairement de glucides à index glycémiques élevés et très élevés), une proportion de plus en plus importante d'individus a développé des pathologies métaboliques et principalement l'hyperinsulinisme qui est le facteur déterminant de la prise de poids et du diabète.

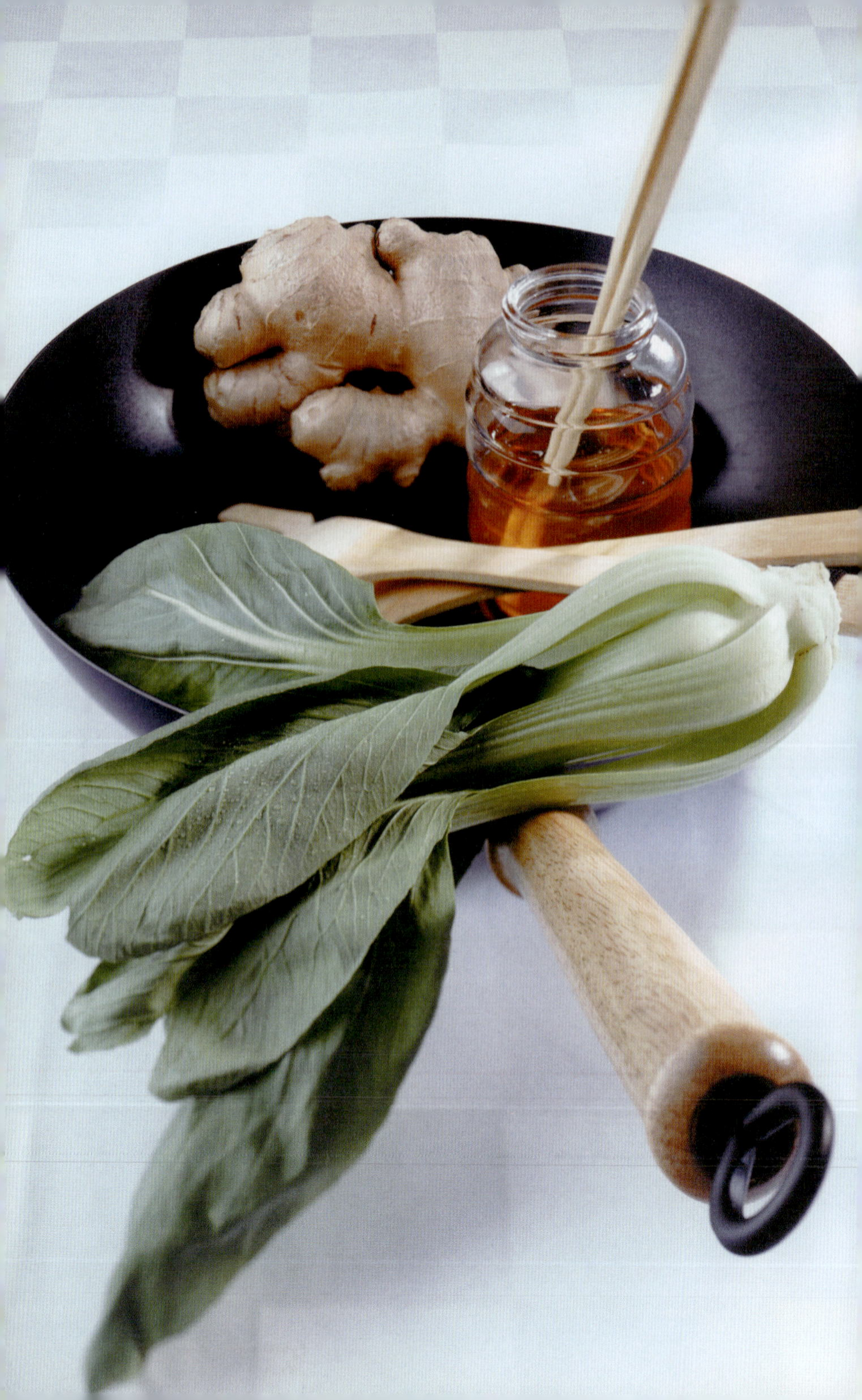

Avertissements concernant les Index Glycémiques

L' IG est une valeur moyenne

Il est important de prendre conscience que l'index glycémique (IG) d'un aliment donné est une valeur moyenne !
C'est d'abord la moyenne de plusieurs calculs individuels effectués sur un groupe de personnes.

C'est ensuite une moyenne des calculs effectués sur différents aliments appartenant à la même catégorie.
Pour une céréale comme le blé, par exemple, chaque variété peut, du fait de son contenu spécifique (protéine, fibres…), induire un calcul légèrement différent.

Les tables indiquent donc des valeurs moyennes pour lesquelles on précise même parfois un écart.

Par exemple, on dira que l'IG de la farine blanche est de 69 (±6), ce qui veut dire que les farines testées présentaient un IG compris entre un maximum de 75 et un minimum de 63.

Le calcul de l'index glycémique (IG) d'un aliment est donc par définition toujours approximatif. Il doit donc n'avoir à nos yeux qu'une valeur indicative.

L'IG d'un aliment est plus, en effet, une indication de valeur, qu'une valeur exacte.
C'est pourquoi dans la méthode Montignac, les IG sont donnés par rapport à des moyennes qui ont été arrondies à la valeur de la tranche la plus proche.
Cette approche est beaucoup plus simple, ce qui n'enlève rien à son intérêt.

Méfiez-vous du classement des IG ! Il est la plupart du temps erroné.

Le classement des index glycémiques (IG) qu'effectuent la plupart des auteurs est en effet généralement erroné.
Les IG sont en principe classés en trois catégories : élevés, moyens et bas.

La plupart des auteurs considèrent donc que :

- les IG inférieurs à **55** sont **bas** ;
- les IG compris entre **55** et **69** sont **moyens** ;
- les IG supérieurs à **70** sont **élevés**.

Or ce classement ne correspond à aucune réalité physiologique. Il est seulement « politiquement correct » dans la mesure où il a été construit arbitrairement avec beaucoup de complaisance pour l'industrie alimentaire, de manière que les produits existants ne se retrouvent pas en majorité dans la catégorie des IG élevés.

Mais il a aussi été établi pour ménager la susceptibilité des nutritionnistes traditionnels dont les recommandations nutritionnelles (pommes de terre, céréales...) se seraient du jour au lendemain retrouvées dans la colonne des aliments à IG élevé (donc suspects) si l'on avait voulu rester objectif.

C'est pourquoi il faut se méfier de toutes les tables que l'on retrouve dans les livres ou sur divers sites Internet qui ont été établies à partir de ces critères erronés. N'ayant que peu ou pas d'expérience en matière d'IG, leurs auteurs se sont contentés de copier ce qu'avaient dit préalablement quelques autorités en la matière dont l'avis était malheureusement plus corporatiste et consensuel que scientifique.

La bonne classification

La classification qui respecte le mieux la réalité de la physiologie digestive est donc la suivante :

- les IG bas sont inférieurs ou égaux à 35 ;
- les IG moyens sont compris entre 35 et 50 ;
- les IG élevés sont supérieurs à 50.

Mais on pourra aussi définir cette classification en disant que :

- les IG bas sont inférieurs à 50, sachant qu'ils sont très bas à partir de 35 ;
- les IG élevés sont supérieurs à 50.

Attention aux indications contradictoires fournies par certaines tables !

Depuis la découverte des index glycémiques, deux modes de calcul ont été proposés pour l'établissement des tables. Certains chercheurs ont construit leurs tables en donnant la valeur 100 au pain blanc, d'autres, et pour la plupart, ont donné la valeur 100 au glucose.

Les premiers avaient évidemment tort, ayant pris comme base de leur calcul une valeur par nature variable (l'IG du pain blanc peut en effet varier selon l'origine du blé, de la mouture de la farine et du processus de fermentation et de cuisson).

Le glucose est en revanche la meilleure référence car il entraîne toujours la même réaction physiologique, correspondant à une absorption intestinale de 100 % du glucide pur qu'il contient.

Malheureusement, des tables d'IG ayant fait l'objet de modes de calcul différents circulent et cohabitent dans la nature (sur Internet en particulier) sans pour autant afficher leurs origines.

Mais le plus grave, c'est que l'on trouve souvent (dans des livres et sur Internet) des compilations de tables d'origines différentes dont les valeurs sont évidemment incohérentes.

Il convient donc de s'en méfier !

Le tableau des index glycémiques que nous proposons dans ce livre n'est ni exhaustif ni surtout définitif. Il a été établi à partir de valeurs différentes, réalisées au cours de nombreuses études et dont on a tiré des moyennes.

Les lecteurs des livres sur la méthode Montignac pourront s'étonner que parfois certaines valeurs sont différentes ici de ce qui est indiqué dans les livres. Ils pourront être surpris, par exemple, de voir que les céréales complètes sans sucre ont désormais un IG de 45 alors qu'elles figurent encore sur la colonne des 40 dans la plupart des livres. La raison est simple : pendant longtemps, nous n'avions à notre disposition que très peu d'études auxquelles nous référer. Toutes celles qui ont été publiées depuis nous ont donc conduit à l'établissement d'une nouvelle moyenne.

Il en est ainsi pour de nombreux aliments dont l'IG peut être soit supérieur, soit inférieur. Notre intention est donc d'actualiser dans chaque nouvelle édition de cet ouvrage les valeurs indiquées dans ce tableau au fur et à mesure des informations complémentaires que l'on aura à notre disposition.

Le concept de charge glycémique

La glycémie, c'est-à-dire – comme nous l'avons vu – le taux de glucose dans le sang, est le résultat de deux facteurs : l'index glycémique de l'aliment consommé et la quantité de glucide pur qu'il contient.

Mais si vous mangez 100 g de carottes cuites dont l'IG est pourtant élevé (85), la glycémie induite sera paradoxalement faible, pour la bonne raison que le contenu en glucide de la carotte est très faible (5 %).

Si vous mangez au contraire un glucide à IG très bas comme le fructose (IG = 20) mais que vous en consommiez une quantité très impor-

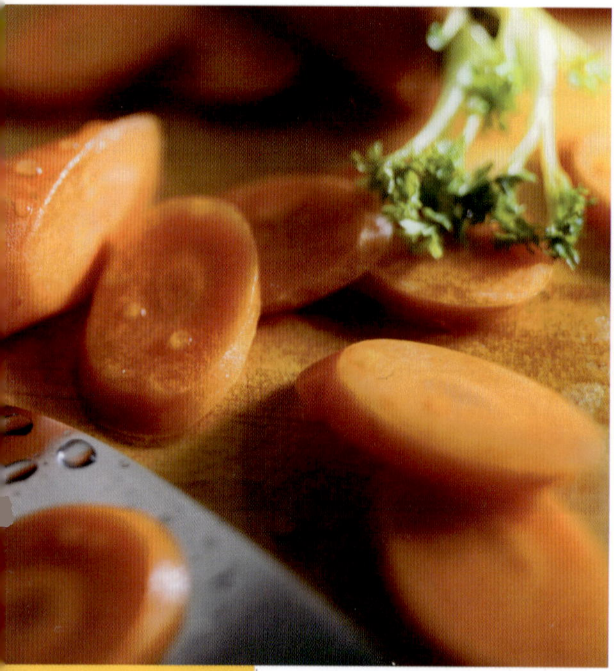

tante (par exemple 100 g), la glycémie sera paradoxalement beaucoup plus élevée, malgré le faible IG, car le contenu en glucide pur est maximal (100 g pour 100 g).

Des chercheurs de l'université de Harvard ont donc traduit cela en équation, en créant un nouveau concept qui est celui de la charge glycémique.

On calcule la charge glycémique (CG) en multipliant l'index glycémique (IG) d'un aliment par sa teneur en glucide (contenu en gramme dans une portion) et en divisant le résultat obtenu par 100 :

EXEMPLES :

Pour les carottes : (85 x 5) / 100 = **4,25** de CG ;

Pour le fructose : (20 x 100) /100 = **20** de CG.

L'intérêt de la CG est donc de montrer que malgré leur IG bas, certains glucides – comme le fructose – peuvent entraîner des glycémies plus importantes que celles obtenues par des glucides à IG élevé – comme les carottes cuites – qui, malgré leur IG élevé, ont peu d'effet sur la glycémie. Le paramètre en jeu est en fait le contenu en glucide pur.

Certains ont cru ainsi que le concept de la CG allait détrôner celui de l'IG car il était beaucoup plus précis.

Or, même si l'on peut considérer qu'il est techniquement intéressant, il présente à notre avis deux inconvénients majeurs :

- son intérêt est très **limité** car, sauf pour quelques produits marginaux comme ceux cités en exemples, il n'offre guère d'intérêt supplémentaire dans le choix des aliments courants ;

- il est **compliqué** !

Le concept de l'index glycémique est déjà difficile à comprendre pour beaucoup de personnes. Il apparaît donc inutile de compliquer encore la situation avec un concept complémentaire qui, dans la pratique courante, n'apporte pas grand-chose de plus.

C'est pourquoi, pour ma part, je me contente dans l'exposé des index glucidiques de lister quelques exceptions que l'on peut très brièvement résumer de la manière suivante :

- certains glucides à IG élevé peuvent malgré tout être consommés comme s'ils avaient un IG bas, parce que leur contenu en glucide pur est très bas. C'est le cas des carottes cuites, des melons et autres pastèques ;

- certains glucides à IG très bas doivent être consommés en petites quantités. C'est presque exclusivement le cas du fructose, étant donné qu'il contient 100 % de glucide pur. C'est pourquoi je recommande dans la méthode Montignac de ne pas consommer plus de 30 g de fructose par jour.

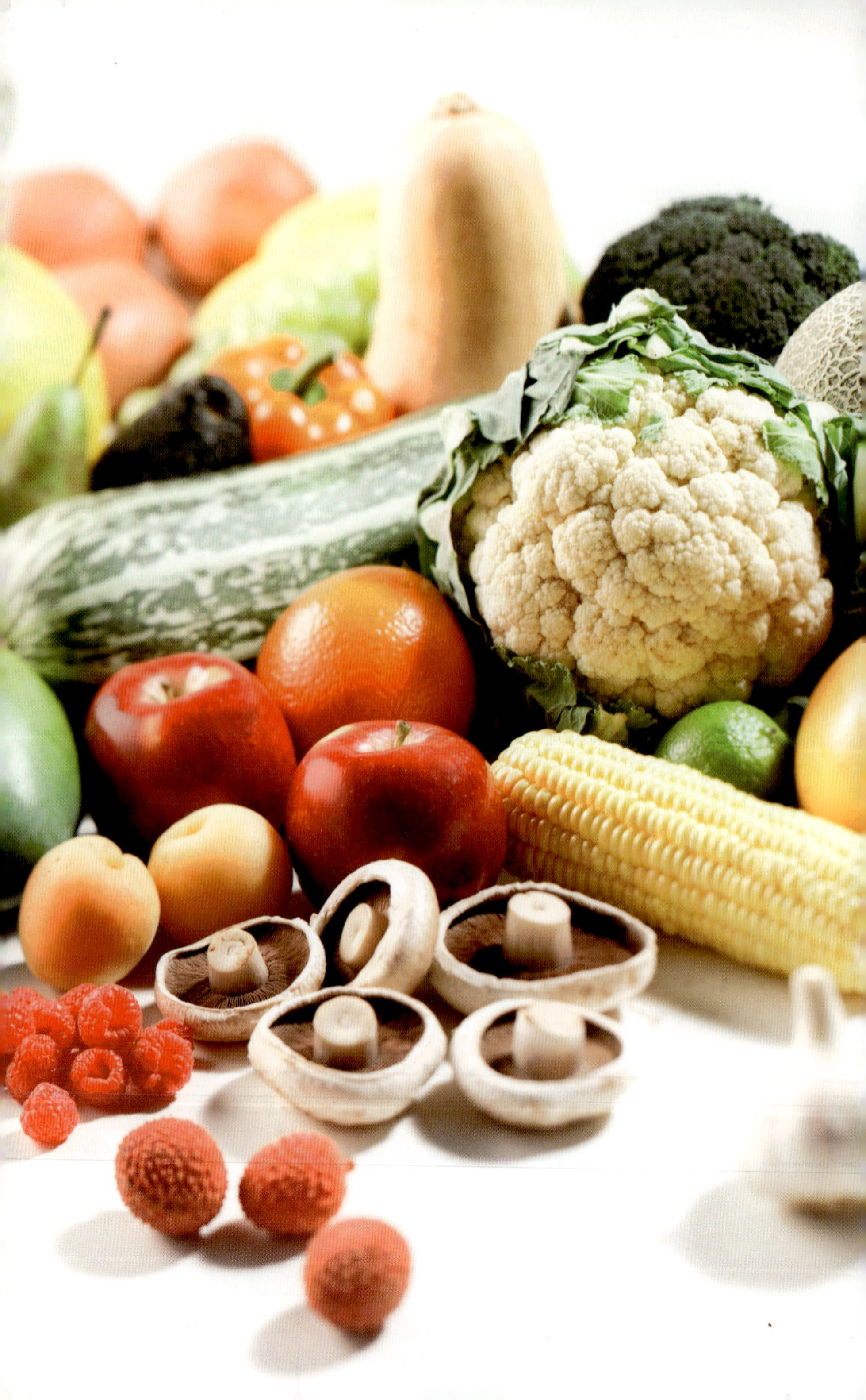

Tableaux de classification des IG

Vous trouverez dans les pages qui suivent deux tableaux de classification des IG.

Le premier regroupera les aliments par ordre alphabétique, le second par index glycémique.

Nous utiliserons la légende suivante :
*Bien qu'ayant un IG élevé, ces aliments ont un contenu en glucide pur très faible (5% environ). Leur consommation en quantité normale devrait donc avoir un effet négligeable sur la glycémie.

** Il n'y a pratiquement pas de différence d'IG entre les laitages entiers et les laitages à 0 % de MG. Il faut savoir par ailleurs que bien que les laitages aient un IG bas, leur index insulinique est élevé.

*** Ces aliments ne contenant pas de glucide ont un IG de 0.

Tableau IG : Classement alphabetique

A	
Abricot (boîte, au sirop)	**60**
Abricots (fruit frais)	**30**
Abricots sec	**35**
Agave (sirop)	**15**
Ail	**30**
Airelle rouge, canneberge	**45**
Airelle, myrtille	**25**
Alcool	**0**
All Bran™	**50**
Amandes	**15**
Amarante	**35**
Amarante soufflée	**70**
Amidons modifiés	**100**
Ananas (boite)	**65**
Ananas (fruit frais)	**45**
Anone chérimole, anone écailleuse, pomme cannelle, corossol	**35**
Arrow-root, herbe aux flèches	**85**
Artichaut	**20**
Asperge	**15**
Aubergine	**20**
Avocat	**10**
Avoine	**40**
B	
Bagels	**70**
Baguette, pain blanc (T55)	**70**
Banane (verte)	**45**
Banane plantain (crue)	**45**
Banane plantain (cuite)	**70**
Bananes (mûre)	**60**
Barre chocolatée (sans sucre de type Montignac®)	**35**
Barre énergétique de céréales (sans sucre)	**50**
Betterave (crue)	**30**
Betterave (cuite)*	**65**
Beurre de cacahuète (sans sucre ajouté)	**40**
Bière*	**110**
Biscottes	**70**
Biscuit	**55**
Biscuits (farine complète, sans sucre)	**50**
Biscuits sablés (farine, beurre, sucre)	**55**
Blé (farine intégrale)	**45**

Tableau IG : Classement alphabetique

Blé (type Ebly®)	45
Blette, bette	15
Boeuf*** (steak, pavé, filet, entrecôte, etc.)	0
Bouillie de farine de maïs	70
Boulgour, bulgur (blé, cuit)	55
Boulgour, bulgur complet (blé, cuit)	45
Brioche	70
Brocoli	15
Brugnons, nectarines (blancs ou jaunes; fruit frais)	35
C	
Cacahuètes, arachides	15
Cacao en poudre (sans sucre)	20
Cafés, thés, tisanes***	0
Capellini	45
Carottes (crues)	30
Carottes (cuites)*	85
Cassis, groseilles noires	15
Cassoulet	35
Céleri branches	15
Céleri rave (cru; rémoulade)	35
Céleri rave (cuit)*	85
Céréales complètes (sans sucre)	45
Céréales germées (germe de blé, de soja…)	15
Céréales raffinées sucrées	70
Cerises	25
Cerises des Antilles, acérola	20
Champignon	15
Charcuteries (saucisson, salami, coppa, etc.), jambons (blanc, cuit, cru, fumée, etc.)***	0
Châtaigne, marron	60
Chayotte, christophine (purée de)	50
Chicorée (boisson)	40
Chips	70
Chocolat noir (> 70% de cacao)	25
Chocolat noir (> 85% de cacao)	20
Choucroute	15
Chou-fleur	15
Choux	15
Choux de Bruxelles	15
Cidre brute	40
Citron	20

Tableau IG : Classement alphabetique	
Cœur de palmier	20
Coing (fruit frais)	35
Cointreau®	60
Colas, boissons gazeuses, sodas (type Coca-Cola®)	70
Concombre	15
Confiture (marmelade) sans sucre (jus de raisin concentré)	45
Confiture (marmelade) sans sucre Montignac®	20
Confiture standard (sucrée)	60/65
Corn Flakes, flocons de mais	85
Cornichon	15
Courges (diverses)*	75
Courgettes	15
Couscous intégral, semoule intégrale	45
Couscous, semoule	65
Couscous/sémoule complète	50
Crème fraîche***/**	0
Crème glacée (au fructose)	35
Crème glacée classique (sucrée)	60
Croissant	70
Crustacés (homard, crabe, langouste…)	5
D	
Dattes	70
Doughnuts	75
E	
Échalote	15
Endive, chicorée	15
Épeautre (farine intégrale)	45
Épeautre (farine raffinée)	65
Épeautre (pain intégral)	45
Épices (poivre, persil, basilic, carvi, cannelle, vanille, etc.)	5
Épinards	15
F	
Falafel (fèves)	40
Falafel (pois chiches)	35
Farine complète (blé)	60
Farine de blé blanche	85
Farine de châtaigne/marron	65
Farine de farro (intégrale)	45
Farine de kamut (intégrale)	45
Farine de maïs	70
Farine de pois chiche	35

Tableau IG : Classement alphabetique

Farine de quinoa	40
Farine de riz	95
Farine de soja	25
Farine semi complète (blé)	65
Farro	40
Fécule de pomme de terre (amidon)	95
Fenouil	15
Fève (cuites)	80
Fèves (crues)	40
Figue; figue de barbarie (fraîche)	30
Figues sèches	35
Flageolets	25
Flocons d'avoine (non cuite)	40
Foie gras	15
Fraises (fruits frais)	25
Framboises (fruit frais)	25
Fromage blanc** non égoutté	30
Fromages (gruyère, camembert, emmental, édam, feta, chèvre, gouda, parmesan)***/**	0
Fructose Montignac®	20
Fruit à pain, arbre à pain	65
Fruit de la passion, maracudja, grenadille pourpre	30
Fruits de mer*** (crevettes, moules, huîtres, etc.)	0
G	
Gâteau de riz	85
Gaufre au sucre	75
Gelée de coing (sans sucre)	40
Gelée de coing (sucrée)	65
Gingembre	15
Glucose	100
Gnocchi	70
Graines de courges	25
Graines germés	15
Graisse d'oie, graisse végétale, margarine***	0
Grenade (fruit frais)	35
Groseille	25
Groseille à maquereau	25
Groseille noire, cassis	15
H	
Haricot adzuki	35
Haricot borlotti	35

Tableau IG : Classement alphabetique	
Haricot vert, haricot mange-tout, pois mange-tout	15
Haricots blancs, cannellini	35
Haricots mungo (soja)	25
Haricots noirs	35
Haricots rouges	35
Haricots rouges (boite)	40
Haricots verts	30
Huiles (olive, tournesol, etc.)***	0
Hummus, homus, humus	25
I	
Igname	65
J	
Jus d\'airelle rouge/ canneberge (sans sucre)	50
Jus d'ananas (sans sucre)	50
Jus d'orange (sans sucre et pressé)	45
Jus de canne à sucre séché	65
Jus de citron (sans sucre)	15
Jus de fruits frais sans sucre	40
Jus de mangue (sans sucre)	55
Jus de pamplemousse (sans sucre)	45
Jus de pomme (sans sucre)	40
Jus de raisin (sans sucre)	65
Jus de tomate	35
K	
Kaki	50
Kamut intégral	40
Ketchup	55
Kiwi*	45
L	
Lactose	40
Lait d'amande	30
Lait d'avoine (non cuit)	30
Lait de coco	40
Lait de riz	85
Lait de soja	30
Lait frais/poudre**	30
Lait** (écrémé ou non)	30
Lasagnes (blé dur)	55
Lasagnes (blé tendre)	75
Lentilles brunes	30
Lentilles jaunes	30

Tableau IG : Classement alphabetique

Lentilles vertes	25
Levure	35
Levure de bière	35
Lin, sésame, pavot (graines de)	35
Litchi (fruit frais)	50
Lupin	15
M	
Macaronis (blé dur)	50
Maïs ancestral (indien)	35
Maïs courant en grains	65
Maïzena® (amidon de maïs)	85
Mandarines, clémentines	30
Mangue (fruit frais)	45
Manioc (amer)	55
Manioc (doux)	55
Marie-Brizard®	60
Mars®, Sneakers®, Nuts®, etc.	65
Mayonnaise (naturelle: œuf, huile, moutarde)	0
Mayonnaise (industrielle, sucrée)	60
Mélasse	70
Melon*	60
Miel	60
Mil, millet, sorgho	70
Moutarde	35
Moutarde (avec sucre ajouté)	55
Muesli (avec sucre, miel…)	65
Muesli (sans sucre)	50
Mûres	25
Myrtille, airelle	25
N	
Navet (cru)	30
Navet (cuit)*	85
Nèfle	55
Noisettes	15
Noix de cajou	15
Noix de coco	35
Nouilles (blé tendre)	70
Nouilles/Ravioles	65
Nutella®	55
O	
Oeufs***	0

Tableau IG : Classement alphabetique

Oignons	15
Olives	15
Oranges (fruit frais)	35
Orge mondé	25
Orge perlé	60
Oseille	15
Ovomaltine®	60
P	
Pain 100% intégral au levain pur	40
Pain au chocolat	65
Pain au lait	60
Pain au quinoa (environ 65 % de quinoa)	50
Pain au seigle (30% de seigle)	65
Pain azyme (farine blanche)	70
Pain azyme (farine intégrale)	40
Pain bis (au levain)	65
Pain sans gluten (farine de riz + fécule de pomme de terre)	90
Pain complet standard	65
Pain de Kamut	45
Pain de riz	70
Pain de seigle complet	65
Pain Essène (de céréales germées)	35
Pain grillé, farine intégrale sans sucre	45
Pain hamburger	85
Pain intégral standard	45
Pain très blanc, pain de mie (type Harry's®)	85
Pamplemousse (fruit frais)	30
Panais*	85
Papaye (fruit frais)	55
Pastèque*	75
Patates douces	50
Pâtes complètes (blé entier)	50
Pâtes intégrales (al dente)	40
Pêches (boîte, au sirop)	55
Pêches (fruit frais)	35
Pepino, poire melon	40
Pernod-Ricard®	45
Pesto	15
Petits pois (boîte)	45
Petits pois (frais)	35
Physalis	15

Tableau IG : Classement alphabetique

Pignon de pin	15
Pilpil (de blé)	45
Piment	15
Pineau®	45
Pistache	15
Pizza standard (farine blanche)	60
Poireaux	15
Poires (fruit frais)	30
Pois cassés	25
Pois chiches (boîte)	35
Poivrons	15
Polenta, semoule de maïs	70
Pomme (compote)	35
Pomme (fruit frais)	30
Pomme de terre cuite dans sa peau (eau/vapeur)	65
Pomme de terre en flocons (instantanée)	90
Pomme de terre en purée	80
Pommes de terre au four	95
Pommes de terre bouillies pelées	70
Pommes de terre frites	95
Pommes séchées	35
Pop corn (sans sucre)	85
Porridge, bouillie de flocons d'avoine	60
Porto®	45
Potiron*	75
Poudre chocolatée (sucrée)	60
Poudre de caroube	15
Pousse de bambou	20
Pruneaux	35
Prunes (fruit frais)	30
Pumpernickel Montignac®	40
Pumpernickel standard	45
Purée d'amandes blanches (sans sucre)	35
Purée d'amandes complètes (sans sucre)	25
Purée de cacahouètes (sans sucre)	25
Purée de noisettes entières (sans sucre)	25
Purée de sésame, tahin	40
Q	
Quinoa	35
R	
Radis	15

Tableau IG : Classement alphabetique

Raisin (fruit frais)	45
Raisins secs	65
Ratatouille	20
Raviolis (blé dur)	55
Raviolis (blé tendre)	70
Rhubarbe	15
Risotto	70
Riz a cuisson rapide (précuit)	85
Riz au lait (sucré)	75
Riz basmati complet	45
Riz basmati long	50
Riz Basmati long intégral Montignac®	40
Riz blanc standard	70
Riz complet brun	50
Riz de Camargue (blanc)	60
Riz glutineux, riz agglutinant	90
Riz long (blanc)	60
Riz parfumé (jasmin...)	60
Riz rouge	55
Riz sauvage	35
Riz soufflé, galettes de riz	85
Rutabaga, chou-navet	70
S	
Sablé (farine intégrale, sans sucre)	40
Sablé intégral Montignac®	35
Salade (laitue, scarole, frisée, mâche, etc.)	15
Salsifis	30
Sarrasin, blé noir (intégral: farine ou pain)	40
Sauce soja (sans sucre, ni édulcorants)	15
Sauce tamari (sans sucre, ni édulcorants)	15
Sauce tomate, coulis de tomate (avec sucre)	45
Sauce tomate, coulis de tomate (sans sucre)	35
Seigle (intégral; farine ou pain)	45
Sémoule de blé dur	60
Sirop d'érable	65
Sirop de blé, sirop de riz	100
Sirop de chicorée	55
Sirop de glucose	100
Sirop de maïs	115
Soja (graines/noix)	15
Soja cuisine	20

Tableau IG : Classement alphabetique

Son (de blé, d'avoine...)	15
Sorbet (sans sucre)	40
Sorbet (sucré)	65
Spaghetti al dente (cuits 5 minutes)	40
Spaghettis blancs bien cuits	55
Spaghetti Montignac® à IG bas	10
Special K® (Kellog's®)	75
Sucre blanc (saccharose)	70
Sucre roux/complet/intégral	70
Surimi	50
Sushi	55
T	
Tacos	70
Tagliatelles (bien cuites)	55
Tamarin (doux)	65
Tapioca	85
Tempeh	15
Tofu (soja)	15
Tomates	30
Tomates séchées	35
Topinambour, artichaut de Jérusalem	50
Tournesol (graines)	35
V	
Véritable pain intégral Montignac®	34
Vermicelle chinois	30
Vermicelle de blé dur	40
Vermicelle de soja	30
Viandes (bœuf, porc, volaille, veau, agneau, mouton, lapin, saucisses, boudin, viande des grisons, etc.)***	0
Vin cuits (Martini®...)	40
Vins liquoreux	30
Vin rouge, vin blanc, champagne*** Brut	0
Vinaigre balsamique	5
Volaille (poulet, dinde, etc.)***	0
W	
Wasa fibres ™ (24%)	35
Wasa léger ™	50
Y	
Yaourt au soja (aromatisé)	35
Yaourt au soja (nature)	20
Yaourt, yoghourt, yogourt (nature)**	30

Tableau IG : Classement par IG

IG>50	
Sirop de maïs	**115**
Bière*	**110**
Amidons modifiés	**100**
Glucose	**100**
Sirop de blé, sirop de riz	**100**
Sirop de glucose	**100**
Farine de riz	**95**
Fécule de pomme de terre (amidon)	**95**
Pommes de terre au four	**95**
Pommes de terre frites	**95**
Pain sans gluten (farine de riz + fécule de pomme de terre)	**90**
Pomme de terre en flocons (instantanée)	**90**
Riz glutineux, riz agglutinant	**90**
Arrow-root, herbe aux flèches	**85**
Carottes (cuites)*	**85**
Céleri rave (cuit)*	**85**
Corn Flakes, flocons de mais	**85**
Farine de blé blanche T45	**85**
Gâteau de riz	**85**
Lait de riz	**85**
Maïzena (amidon de maïs)	**85**
Navet (cuit)*	**85**
Pain hamburger	**85**
Pain très blanc, pain de mie (type Harry's®)	**85**
Panais*	**85**
Pop corn (sans sucre)	**85**
Riz a cuisson rapide (précuit)	**85**
Riz soufflé, galettes de riz	**85**
Tapioca	**85**
Fèves cuites	**80**
Pomme de terre en purée	**80**
Courges (diverses)*	**75**
Doughnuts	**75**
Gaufre au sucre	**75**
Lasagnes (blé tendre)	**75**
Pastèque*	**75**
Potiron*	**75**
Riz au lait (sucré)	**75**
Special K® (Kellog's®)	**75**

Tableau IG : Classement par IG

Amarante soufflée	70
Bagels	70
Baguette, pain blanc (T55)	70
Banane plantain (cuite)	70
Biscottes	70
Bouillie de farine de maïs	70
Brioche	70
Céréales raffinées sucrées	70
Chips	70
Colas, boissons gazeuses, sodas (type Coca-Cola®)	70
Croissant	70
Dattes	70
Farine de maïs	70
Gnocchi	70
Mélasse	70
Mil, millet, sorgho	70
Nouilles (blé tendre)	70
Pain azyme (farine blanche)	70
Pain de riz	70
Polenta, semoule de maïs	70
Pommes de terre bouillies pelées	70
Raviolis (blé tendre)	70
Risotto	70
Riz blanc standard	70
Rutabaga, chou-navet	70
Sucre blanc (saccharose)	70
Sucre roux/complet/intégral	70
Tacos	70
Ananas (boite)	65
Betterave (cuite)*	65
Confiture standard sucrée	65
Confiture standard sucrée	60/65
Couscous, semoule	65
Épeautre (farine raffinée)	65
Farine de châtaigne/marron	65
Farine semi complète (blé)	65
Fruit à pain, arbre à pain	65
Gelée de coing (sucrée)	65
Igname	65
Jus de canne à sucre séché	65
Jus de raisin (sans sucre)	65

Tableau IG : Classement par IG

Maïs courant en grains	65
Mars®, Sneakers®, Nuts®, etc.	65
Muesli (avec sucre, miel…)	65
Nouilles/Ravioles	65
Pain au chocolat	65
Pain au seigle (30% de seigle)	65
Pain bis (au levain)	65
Pain complet standard	65
Pain de seigle complet	65
Pomme de terre cuite dans sa peau (eau/vapeur)	65
Raisins secs	65
Sirop d'érable	65
Sorbet (sucré)	65
Tamarin (doux)	65
Abricot (boîte, au sirop)	60
Bananes (mûre)	60
Châtaigne, marron	60
Cointreau®	60
Crème glacée classique (sucrée)	60
Farine complète (blé)	60
Marie-Brizard®	60
Mayonnaise (industrielle, sucrée)	60
Melon*	60
Miel	60
Orge perlé	60
Ovomaltine®	60
Pain au lait	60
Pizza standard (farine blanche)	60
Porridge, bouillie de flocons d'avoine	60
Poudre chocolatée (sucrée)	60
Raviolis (blé dur)	60
Riz de Camargue (blanc)	60
Riz long (blanc)	60
Riz parfumé (jasmin...)	60
Sémoule de blé dur	60
Biscuit	55
Boulgour, bulgur (blé, cuit)	55
Jus de mangue (sans sucre)	55
Ketchup	55
Lasagnes (blé dur)	55
Manioc (amer)	55

Tableau IG : Classement par IG

Manioc (doux)	55
Moutarde (avec sucre ajouté)	55
Nèfle	55
Nutella®	55
Papaye (fruit frais)	55
Pêches (boîte, au sirop)	55
Riz rouge	55
Sirop de chicorée	55
Spaghettis blancs bien cuits	55
Sushi	55
Tagliatelles (bien cuites)	55
IG<50	
All Bran™	50
Barre énergétique de céréales (sans sucre)	50
Biscuits (farine complète, sans sucre)	50
Chayotte, christophine (purée de)	50
Couscous/semoule complète	50
Jus d\'airelle rouge/ canneberge (sans sucre)	50
Jus d'ananas (sans sucre)	50
Kaki	50
Litchi (fruit frais)	50
Macaronis (blé dur)	50
Muesli (sans sucre)	50
Pain au quinoa (environ 65% de quinoa)	50
Patates douces	50
Pâtes complètes (blé entier)	50
Riz basmati long	50
Riz complet brun	50
Surimi	50
Topinambour, artichaut de Jérusalem	50
Wasa léger ™	50
Airelle rouge, canneberge	45
Ananas (fruit frais)	45
Banane (verte)	45
Banane plantain (crue)	45
Blé (farine intégrale)	45
Blé (type Ebly®)	45
Boulgour, bulgur complet (blé, cuit)	45
Capellini	45

Tableau IG : Classement par IG

Céréales complètes (sans sucre)	45
Confitures (marmelade) sans sucre (jus de raisin	45
concentré)	45
Couscous intégral, semoule intégrale	45
Épeautre (farine intégrale)	45
Épeautre (pain intégral)	45
Farine de farro (intégrale)	45
Farine de kamut (intégrale)	45
Jus d'orange (sans sucre et pressé)	45
Jus de pamplemousse (sans sucre)	45
Kiwi*	45
Mangue (fruit frais)	45
Pain de Kamut	45
Pain grillé, farine intégrale sans sucre	45
Pain intégral Standard	45
Pernod-Ricard®	45
Petits pois (boîte)	45
Pilpil (de blé)	45
Pineau®	45
Porto®	45
Pumpernickel standard	45
Raisin (fruit frais)	45
Riz basmati complet	45
Sauce tomate, coulis de tomate (avec sucre)	45
Seigle (intégral; farine ou pain)	40
Avoine	40
Beurre de cacahuète (sans sucre ajouté)	40
Chicorée (boisson)	40
Cidre brute	40
Falafel (fèves)	40
Farine de quinoa	40
farro	40
Fèves (crues)	40
Figues sèches	40
Flocons d'avoine (non cuite)	40
Gelée de coing (sans sucre)	40
Haricots rouges (boite)	40
Jus de fruits frais sans sucre	40
Jus de pomme (sans sucre)	40
Kamut intégral	40
Lactose	40

Tableau IG : Classement par IG

Lait de coco	40
Pain 100% intégral au levain pur	40
Pain azyme (farine intégrale)	40
Pâtes intégrales (al dente)	40
Pepino, poire melon	40
Pumpernickel Montignac®	40
Purée de sésame, tahin	40
Riz Basmati long intégral Montignac®	40
Sablé (farine intégrale, sans sucre)	40
Sarrasin, blé noir (intégral: farine ou pain)	40
Sorbet (sans sucre)	40
Spaghetti al dente (cuits 5 minutes)	40
Vermicelle de blé dur	40
Vins cuits (Martini®...)	
IG<35	
Abricots sec	35
Amarante	35
Anone chérimole, anone écailleuse, pomme cannelle, corossol	35
Barre chocolatée (sans sucre de type Montignac®)	35
Brugnons, nectarines (blancs ou jaunes; fruit frais)	35
Cassoulet	35
Céleri rave (cru; rémoulade)	35
Coing (fruit frais)	35
Crème glacée (au fructose)	35
Falafel (pois chiches)	35
Farine de pois chiche	35
Figues sèches	35
Grenade (fruit frais)	35
Haricot adzuki	35
Haricot borlotti	35
Haricots noirs	35
Haricots rouges	35
Jus de tomate	35
Levure	35
Levure de bière	35
Lin, sésame, pavot (graines de)	35
Maïs ancestral (indien)	35
Moutarde	35
Noix de coco	35

Tableau IG : Classement par IG

Oranges (fruit frais)	35
Pain Essène (de céréales germées)	35
Pêches (fruit frais)	35
Petits pois (frais)	35
Pois chiches (boîte)	35
Pomme (compote)	35
Pommes séchées	35
Pruneaux	35
Purée d'amandes blanches (sans sucre)	35
Quinoa	35
Riz sauvage	35
Sablé intégral Montignac®	35
Sauce tomate, coulis de tomate (sans sucre)	35
Tomates séchées	35
Tournesol (graines)	35
Wasa fibres ™ (24%)	35
Yaourt au soja (aromatisé)	35
Véritable pain intégral Montignac®	34
Abricots (fruit frais)	30
Ail	30
Betterave (crue)	30
Carottes (crues)	30
Figue, figue de barbarie (fraîche)	30
Fromage blanc** non égoutté	30
Fruit de la passion, maracudja, grenadille pourpre	30
Haricots verts	30
Lait d'amande	30
Lait d'avoine (non cuit)	30
Lait de soja	30
Lait frais/poudre**	30
Lait** (écrémé ou non)	30
Lentilles brunes	30
Lentilles jaunes	30
Mandarines, clémentines	30
Navet (cru)	30
Pamplemousse (fruit frais)	30
Poires (fruit frais)	30
Pomme (fruit frais)	30
Prunes (fruit frais)	30
Salsifis	30
Tomates	30

Tableau IG : Classement par IG

Vermicelle de soja	30
Vermicelles chinois	30
Vins liquoreux	30
Yaourt, yoghourt, yogourt (nature)**	30
Airelle, myrtille	25
Cerises	25
Chocolat noir (> 70% de cacao)	25
Farine de soja	25
Flageolets	25
Fraises (fruits frais)	25
Framboises (fruit frais)	25
Graines de courges	25
Groseille	25
Groseille à maquereau	25
Haricots mungo (soja)	25
Hummus, homus, humus	25
Lentilles vertes	25
Mûres	25
Myrtille, airelle	25
Orge mondé	25
Pois cassés	25
Purée d'amandes complètes (sans sucre)	25
Purée de cacahouètes (sans sucre)	25
Purée de noisettes entières (sans sucre)	25
Artichaut	20
Aubergine	20
Cacao en poudre (sans sucre)	20
Cerises des Antilles, acérola	20
Chocolat noir (> 85% de cacao)	20
Citron	20
Cœur de palmier	20
Confiture (marmelade) sans sucre Montignac®	20
Fructose Montignac®	20
Pousse de bambou	20
Ratatouille	20
Soja cuisine	20
Yaourt au soja (nature)	20
Agave (sirop)	15
Amandes	15
Asperge	15
Blette, bette	15

Tableau IG : Classement par IG

Brocoli	15
Cacahuètes, arachides	15
Cassis, groseilles noires	15
Céleri branches	15
Céréales germées (germe de blé, de soja…)	15
Champignon	15
Choucroute	15
Chou-fleur	15
Choux	15
Choux de Bruxelles	15
Concombre	15
Cornichon	15
Courgettes	15
Échalote	15
Endive, chicorée	15
Épinards	15
Fenouil	15
Foie gras	15
Gingembre	15
Graines germés	15
Groseille noire, cassis	15
Haricot vert, haricot mange-tout, pois mange-tout	15
Jus de citron (sans sucre)	15
Lupin	15
Noisettes	15
Noix de cajou	15
Oignons	15
Olives	15
Oseille	15
Pesto	15
Physalis	15
Pignon de pin	15
Piment	15
Pistache	15
Poireaux	15

Tableau IG : Classement par IG

Poivrons	15
Poudre de caroube	15
Radis	15
Rhubarbe	15
Salade (laitue, scarole, frisée, mâche, etc.)	15
Sauce soja (sans sucre, ni édulcorants)	15
Sauce tamari (sans sucre, ni édulcorants)	15
Soja (graines/noix)	15
Son (de blé, d'avoine...)	15
Tempeh	15
Tofu (soja)	15
Avocat	10
Spaghetti Montignac® à IG bas	10
Crustacés (homard, crabe, langouste...)	5
Épices (poivre, persil, basilic, carvi, cannelle, vanille, etc.)	5
Vinaigre balsamique	5
IG>0	
Alcool	0
Boeuf*** (steak, pavé, filet, entrecôte, etc.)	0
Cafés, thés, tisanes***	0
Charcuteries (saucisson, salami, coppa, etc.), jambons (blanc, cuit, cru, fumée, etc.)***	0
Crème fraîche***/**	0
Fromages (gruyère, camembert, emmental, edam, feta, chèvre, gouda, parmesan)***/**	0
Fruits de mer*** (crevettes, moules, huîtres, etc.)	0
Graisse d'oie, graisse végétale, margarine***	0
Huiles (olive, tournesol, etc.)***	0
Mayonnaise (naturelle: œuf, huile, moutarde)	0
Oeufs***	0
Viandes (bœuf, porc, volaille, veau, agneau, lapin, etc.)***	0
Vin rouge, vin blanc, champagne***Brut	0
Volaille (poulet, dinde, etc.)***	0